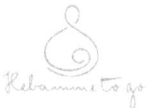

Haftungsausschluss und allgemeiner Hinweis zu medizinischen Themen:

Die in diesem Buch dargestellten Inhalte dienen ausschließlich der neutralen Information und allgemeinen Weiterbildung. Sie stellen keine Empfehlung oder Bewerbung der beschriebenen oder erwähnten diagnostischen Methoden, Behandlungen oder Arzneimittel dar. Der Text erhebt weder einen Anspruch auf Vollständigkeit noch kann die Aktualität, Richtigkeit und Ausgewogenheit der dargebotenen Information garantiert werden. Der Text ersetzt keinesfalls die fachliche, individuelle Beratung durch eine Hebamme oder einen Arzt/ eine Ärztin. Die Autorin übernimmt keine Haftung für Unannehmlichkeiten oder Schäden, die sich aus der Anwendung der hier dargestellten Information ergeben.

VON KLEINEN HELDEN UND GROSSEN MALHEURS

-MUTMACH-GESCHICHTEN RUND UM DIE GEBURT -

Von Nadine Semlitsch-Zehe, Hebamme und Hypno-Coach

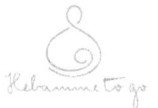

Bibliografische Information der Deutschen Nationalbibliothek: Die Deutsche Nationalbibliothek verzeichnet diese Publikation in der Deutschen Nationalbibliografie; detaillierte bibliografische Daten sind im Internet über http://dnb.dnb.de abrufbar.

©2018 Nadine Semlitsch-Zehe, HebammeToGo®

Herstellung und Verlag: BoD – Books on Demand, Norderstedt

9 783746 097688

ISBN: 9783746097688

INHALT

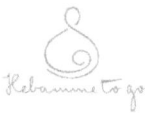

NACH DER GEBURT:

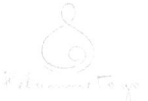

Ich gehe schon längere Zeit schwanger mit dem Herzenswunsch, ein Buch zu schreiben. Nun endlich macht sich dieses Baby auf den Weg.

„Jedem Anfang wohnt ein Zauber inne, der uns beschützt und der uns hilft zu leben."

–Hermann Hesse-

Ein schönes Zitat für eine Hebamme und für mein erstes Buch, denn ich werde nie wieder zum ersten Mal ein Buch schreiben.

Ich habe in den letzten 20 Jahren als Hebamme so viel begleitet, erlebt, gefühlt, gesehen, gelernt, dass ich wahrscheinlich zehn Bücher füllen könnte. Ich habe gemeinsam mit meinen Familien und Kolleginnen gelacht und geweint, war auf Wolke sieben und in den tiefsten Abgründen, habe gestaunt und war verwirrt, habe gejubelt und geschrien.

Bis heute bin ich zutiefst fasziniert und berührt von jeder Schwangerschaft, Geburt und jedem neuen Menschlein, das ich ins Leben begleiten darf. Dieser Prozess, der neues Leben hervorbringt, ist für mich ein Mysterium, das über all die vielen Jahre nichts von seinem Zauber verloren hat.

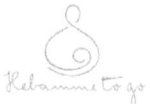

Ich habe so unendlich viel Reichtum erfahren und bin dankbar für jeden einzelnen Moment. Ich gehöre zu den glücklichen und privilegierten Menschen, die alles nochmal genauso machen würden, selbst wenn sie nochmal die Wahl hätten.

In diesem Buch möchte ich einige meiner Geschichten teilen. Diese Begegnungen und Erlebnisse berühren mein Herz bis heute und viele andere nicht erzählte Geschichten tun das auch, aber ich kann und will nicht alle Geschichten erzählen.

Die Idee mit diesem Buch ist aber nicht, einfach nur spannende Geschichten zu erzählen, sondern auch zu teilen, was ich dabei gelernt habe und dieses Wissen weiter zu geben.

Dieses Buch ist ein Teil von mir, den ich mit Euch und der Welt teilen möchte. Diese Geschichten haben mich geprägt und zu dem Menschen gemacht, der ich heute bin.

Nicht alle Geschichten sind fröhlich, manche sind auch traurig oder können Sorgen bereiten. Aber ich möchte ein Buch über das echte Leben schreiben, deshalb sollen alle Aspekte hier Platz finden.

„Wir verlangen, das Leben müsse Sinn haben - aber es hat genau so viel Sinn, wie wir ihm zu geben im Stande sind."

-Hermann Hesse-

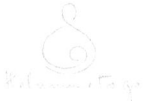

Alles, was ich in meinem Leben erlebt habe, hat mich etwas gelehrt und Facetten von mir ans Licht gebracht. Ich möchte Dich bitten meine Geschichten aus dieser Perspektive heraus zu betrachten.

Ich hoffe es ist ok, wenn wir uns duzen; das mache ich mit allen „meinen" Frauen und Vätern.

Ich wünsche Euch viele schöne und spannende Momente mit meinem Buch.

KAPITEL 1 EIN KLEINER HELD

„Was ist Leben? Es leuchtet auf wie ein Glühwürmchen in der Nacht. Es vergeht wie der Hauch des Büffels im Winter. Es ist wie der kurze Schatten, der über das Gras huscht und sich im Sonnenuntergang verliert."

-Crowfoot-

Als ich in meinem ersten Jahr als Hebamme an der Uniklinik gearbeitet habe, habe ich eine Familie begleitet, die ihr erstes Kind in der 19. SSW mit einer sehr schweren Fehlbildung zur Welt gebracht hat. Ich war damals 24 Jahre jung und voller Lebensdrang. Ich war dem Thema Sterben und Tod schon zuvor begegnet. Es war nicht meine erste Sterbebegleitung und dennoch sollte dies für mich eine tiefgreifende und prägende Erfahrung mit dem Sterben werden. Der Tod

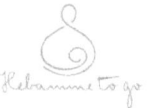

gehört zum Leben dazu, der Tod macht das Leben bunter und intensiver, denn erst unsere Vergänglichkeit macht jede gelebte Minute so kostbar und wundervoll.

Dieses Kind hatte keinerlei Überlebenschance, weil es zum einen viel zu früh zur Welt gekommen ist und zum anderen der gesamte Brustkorb des Kindes fehlgebildet und nicht geschlossen war, so dass die Brustorgane offen lagen.

Die Geburt verlief rasch und soweit komplikationslos und nach nur wenigen Stunden hielt ich einen wunderschönen kleinen Jungen in meinen Händen. Er war so klein und zart, dass ich ihn in eine meiner Hände hinein betten konnte. Das wirklich Unglaubliche war, dass dieser kleine Mensch die Geburt überlebt hatte und nun konnte ich sein Herz schlagen sehen und jeden einzelnen Atemzug verfolgen. Ich meine damit, dass ich seinem Herz beim Schlagen und seinen Lungen beim Atmen zusehen konnte. Ich konnte sehen wie seine Organe bereit waren, Leben zu spenden.

Ich war wie vom Donner gerührt. Ich war gleichzeitig geschockt, unendlich traurig und doch auch fasziniert von der Kraft dieses Kindes, der Fähigkeit seines Körpers und der Funktion seiner Organe. Ich war berührt davon, wie sich das Leben manchmal gegen alle Widrigkeiten durchsetzt.

Da dieses winzige Kind keinerlei Überlebenschancen hatte, haben die Kinderärzte keine lebenserhaltenden Maßnahmen getroffen. Es war also von vorne herein klar, dass wir dieses Kind beim Sterben begleiten würden.

Dieses Kindlein hat wider jede Wahrscheinlichkeit mehrere Stunden gelebt und ich persönlich glaube, dass der kleine Krieger Fußspuren im Leben seiner Eltern und in dieser Welt hinterlassen wollte….und das hat er!!

Ich denke bis heute an dieses wundervolle kleine Kerlchen, dass sich mit seinem Kampfgeist und seiner unglaublichen Kraft seinem Schicksal zu trotzen und dem Tod einige Stunden abzuringen, direkt in mein Herz katapultiert hat. Um an das Zitat von oben anzuknüpfen: Dieser kleine Mensch war nur ein Glühwürmchen in der Nacht, aber sein Licht leuchtet bis heute in meinem Herzen weiter.

Dieser kleine Schatz hat mir beigebracht, dass in uns Menschen eine unbezwingbare Kraft lebt, wir müssen sie nur spüren und nutzen. Eine Prise Sturheit kann manchmal auch sehr hilfreich sein.

Er hat mir außerdem gezeigt, dass man keine große Nummer sein muss, um etwas Wesentliches zu verändern. Er hat mein Leben definitiv verändert und mir geholfen zu wachsen. Er verleiht mir bis heute Mut und Durchhaltewillen in schwierigen Situationen.

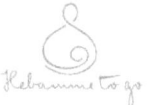

Indem ich diese Geschichte weitererzähle, hat dieser kleine Held auch Einfluss auf Dich und alle anderen Leser.

Ich glaube daran, dass jeder von uns mit einem Potential zur Welt kommt, die Welt ein Stück heller und besser zu machen. Dieser kleine Junge hat dafür nur wenige Stunden gebraucht.

Dir als Leser möchte ich mitgeben, dass es wichtig ist, an Deine innere Kraft zu glauben und Dich mit dieser Kraft zu verbinden. Sie ist bei jedem Menschen vorhanden und wartet darauf, sich zu entfalten, manchmal ist einfach der Zugang blockiert. Bei vielen Geburten habe ich gesehen, wie sich Frauen mit dieser Kraft verbinden, wie wunderschön die Frauen in dieser Kraft strahlen und wie weit die Frauen dann über ihre Grenzen gehen können. Diese Kraft hilft uns zu erreichen, was auch immer wir erreichen möchten.

Außerdem möchte ich Dich dazu ermutigen, Dein Potential voll zu entfalten. Sei selbst der Unterschied, den Du in dieser Welt sehen möchtest. Das geht in kleinen Dingen jeden Tag. Ein liebes Wort, eine aufmerksame Geste, eine helfende Hand, jemanden in Schutz nehmen etc. Ich möchte diese Welt für meine Kinder zu einem besseren Ort machen und ich bin bereit, meinen Teil dazu zu leisten, bist Du dabei?

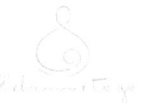

KAPITEL 2: ICH WOLLTE MIT DEM FAHRRAD KOMMEN

„An den Scheidewegen des Lebens stehen keine Wegweiser:"

–Charlie Chaplin-

Auch die nächste Geschichte habe ich im ersten Jahr als examinierte Hebamme in der Uniklinik erlebt.

Es war an einem sonnigen Wochenende und ich hatte Frühdienst. Es war ein sehr friedlicher und ruhiger Dienst, als es an der Kreißsaal-Türe klingelte.

Als ich dem Ehepaar öffnete, entschuldigte sich die Schwangere schon gleich an der Türe. „Es tut mir sehr leid, dass ich Sie am Wochenende störe. Ich bin in der 28.SSW und eigentlich habe ich gar nichts. Es gibt kein einziges Symptom, dass ich Ihnen beschreiben kann. Mein Kreislauf ist etwas reduziert und ich habe irgendwie ein ganz mulmiges Gefühl. Könnten Sie bitte zur Sicherheit und zu meiner Beruhigung eine Kontrolle machen?"

Selbstverständlich habe ich die Dame umgehend hereingebeten, um sie und Ihr Baby zu untersuchen.

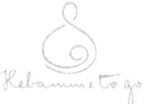

Just in dem Moment, in dem sie sich auf die Untersuchungsliege legte, sagte sie: „Oje, jetzt läuft was…"

Ich zog Ihr die Hose herunter, um nachzuschauen, was denn da läuft und realisierte, dass ein ordentlicher Schwall Blut abgegangen war. Die meisten Blutungen, die ich in der Schwangerschaft gesehen habe, waren glücklicherweise harmlos, aber dieses Mal wusste ich instinktiv sofort, dass etwas gar nicht stimmte und wir umgehend handeln mussten. Also löste ich den Notkaiserschnitt-Alarm aus. Der herbeieilende Oberarzt machte sofort einen Ultraschall und bestätigte meine schlimmsten Befürchtungen; die Plazenta löste sich von der Gebärmutterinnenwand ab. Dies ist für Mutter und Kind ein lebensbedrohlicher Notfall, bei dem jede einzelne Minute zählt.

Daraufhin kam die Mutter sofort in unseren Not-OP und binnen weniger Minuten war ihr kleines Baby geboren. Mutter und Kind ging es glücklicherweise nach dem Kaiserschnitt den Umständen entsprechend gut.

Hätte die Schwangere auch nur etwas länger gezögert oder nicht auf ihr Körpergefühl gehört, hätte ihr Baby definitiv nicht überlebt und sie selbst möglicherweise auch nicht.

Im Nachhinein hat mir die frisch gebackene Mama erzählt, dass sie eigentlich mit dem Fahrrad kommen

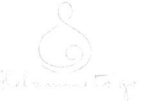

wollte, sich dann aber doch, einer inneren Stimme folgend, für ein Taxi entschieden hat. Was für ein Glück!!

Ich möchte nicht behaupten, dass ich noch nie in meinem Leben eine Kontrolle gemacht habe, bei der dann doch keine Pathologie bestand. Natürlich haben Schwangere manchmal ein komisches Gefühl, obwohl alles in Ordnung ist. Manche Frauen sind auch von Hause aus unsicherer als andere.

Ich möchte Dir hier aber auf jeden Fall die Sorge nehmen, dass Du uns störst oder unnötige Arbeit bereitest, wenn Du ein ungutes Gefühl hast und daraufhin eine Kontrolle möchtest. Mir und mit Sicherheit allen meinen Kolleginnen ist es lieber, wir machen eine Kontrolle „zu viel", als eine zu wenig. Wir alle sind happy, wenn wir eine Schwangere oder Mama wieder Heim schicken können in dem Wissen, dass alles in Ordnung ist

Aber tatsächlich nehme ich jede Schwangere ernst. In vielen Fällen hat sich das Gefühl der Schwangeren bestätigt. Schließlich ist es ihr Körper, in dem sie schon ein ganzes Leben Zuhause ist. Der Körper lügt nie, allerdings muss man auch lernen, die Signale seines Körpers zu verstehen und Wege finden, diese Signale sinnvoll umzusetzen.

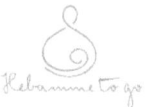

Ich möchte Dir mitgeben, dass ein gutes Körpergefühl durch nichts zu ersetzen ist und einem manchmal sogar das Leben retten kann. Eltern entwickeln im Übrigen ein ähnlich gutes Gespür für ihre Kinder. Sie nehmen z.B. den veränderten Körpergeruch wahr, wenn das Kind krank wird. Sie lesen die kleinen Veränderungen in der Körpersprache des Kindes, wenn es ihm nicht gut geht. Sie hören sofort die leisen Veränderungen in der Stimme, wenn das Kind verärgert oder traurig ist.

Trainiere diese Fähigkeiten, indem Du achtsam im Hier und Jetzt bist, in Deinen Körper hinein lauschst, gut beobachtest, Dein Körpergefühl durch Bewegung trainierst, meditierst, was auch immer für Dich passt. Diesen Teil kann Dir niemand abnehmen, diese Fähigkeit hast ausschließlich Du für Dich und Deinen Körper.

„Mögest Du Dir Zeit nehmen, die stillen Wunder zu feiern, die in der lauten Welt keine Bewunderer haben."

—Irische Volksweisheit-

Zu meinen Uniklinik-Zeiten haben wir eine Schwangere auf der neurologischen Intensivstation mitbetreut, die auf Grund einer Hirnblutung vorübergehend im Koma lag.

Wir haben das Wohlergehen des Babys regelmäßig 3 Mal täglich mittels CTG überwacht. Dabei habe ich eine spannende und rührende Erfahrung gemacht. Das wirklich Verblüffende war, dass das kleine Mäuschen im Bauch sich sofort in meine Hand gekuschelt hat, wenn ich den Bauch der Mama abgetastet habe. Meine Kolleginnen haben mir von ähnlichen Erfahrungen berichtet.

Das Kind hatte ein großes Bedürfnis, Kontakt aufzunehmen, zu kuscheln, Bonding zu machen, eine Stimme zu hören. Da seine Mama nicht zur Verfügung stand, hat es dieses Bedürfnis mit uns Außenstehenden geteilt. Wir standen manchmal zeitlich ziemlich unter Druck, dennoch habe ich immer versucht, ein wenig Zeit für diesen Spatz abzuzwacken. Das Schöne war, dass man genauso

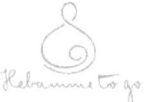

viel zurückbekommen hat, wie man geschenkt hat. Zu spüren wie ein so zartes kleines Wesen sich in meine Hand schmiegt, hat mein Herz ganz leicht werden lassen. Sie haben ihren ganz eigenen Zauber, diese kleinen Würmchen.

Ich war unglaublich erleichtert und glücklich, diese Mama einige Wochen später wach, munter und auf dem Weg der Genesung wiederzutreffen. Sie selbst war sehr gerührt von unseren Erzählungen über die Kontaktaufnahme ihres kleinen Schatzes mit uns.

Ich habe aus dieser Erfahrung für mich mitgenommen, ein Baby von Anfang an, als eigenständige Persönlichkeit und soziales Wesen zu sehen. Theoretisch habe ich das schon immer gewusst, aber es auf so berührende Weise am eigenen Leib zu spüren, ist doch eine ganz andere Art von Wissen. Ich berühre die Kinder in der Schwangerschaft über die Bauchdecke der Mama, ich spreche mit den Kindern bevor ich an Mamas Bäuchlein rüttele und manchmal kann ich es nicht lassen, sie ein wenig zu foppen, indem ich ihre Füßchen fange oder sie anstupse.

Nimm Dir jeden Tag Zeit für eine ganz bewusste Kontaktaufnahme zu Deinem Baby. Sprich mit Deinem Kind, streichle es, lass es an Deinem Leben teilhaben.

Dein Kind wird Deine Stimme nach der Geburt erkennen und sich durch Dein Zureden beruhigen lassen, sicher und geborgen fühlen. Du bist der Fels in der Brandung für dein Kind und Deine Stimme ist der Leuchtturm.

Bonding beginnt nicht erst nach der Geburt des Kindes, sondern schon in der Schwangerschaft und ist wichtig für die gesunde, emotionale Entwicklung Deines Kindes.

KAPITEL 4: ICH WILL INS BETT

„I hated every minute of training, but I said: Don´t quit, suffer now and live the rest of your life as a champion".

-Muhammad Ali-

Aktuell betreue ich ein Paar, das mit dem ersten Baby schwanger ist, in der Vorsorge. Der werdende Papa ist bei jeder Vorsorge mit dabei. Die beiden sind sehr herzlich miteinander und freuen sich unglaublich auf ihr erstes Kind.

Die Vorsorge-Termine sind immer am frühen Morgen, weil der werdende Vater ein Taxiunternehmen führt und jede Nacht Taxi fährt. Verständlicherweise freut er sich dann morgens sehr auf sein Bett. Trotzdem lässt

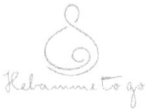

er es sich nicht nehmen, seine Frau zu jeder Vorsorge zu begleiten, obwohl er ganz offensichtlich müde ist.

Ist das denn notwendig? Könnte sie nicht auch alleine kommen? Natürlich könnte sie, aber er möchte seine Frau unterstützen. Er möchte wissen, wie es seinem Baby geht. Er möchte seine Frau begleiten, falls irgendeine Auffälligkeit auftreten sollte. Und er möchte all das aus erster Hand erleben und nicht nur durch die Erzählungen seiner Frau.

Mich berührt es sehr, wie dieses Paar miteinander umgeht und wie spürbar diesem jungen Mann seine Frau und sein ungeborenes Baby am Herzen liegen.

Kinder brauchen Mütter UND Väter. Aus meiner Sicht kann sich ein Mensch am optimalsten entwickeln, wenn es sowohl eine Mama, als auch einen Papa zur Verfügung hat.

(Und das müssen nicht zwangsläufig biologische Eltern sein. Patchwork-Familien können großartig funktionieren-und nein, ich bin auch nicht dagegen, dass homosexuelle Paare Kinder haben, dennoch glaube ich, dass Kinder Bezugspersonen beider Geschlechter brauchen)

Väter sind nicht Mütter zweiter Klasse, sondern Väter erster Klasse!

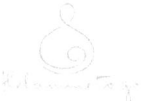

Da die beiden Hauptbezugspersonen unterschiedliche Persönlichkeits- und Charaktereigenschaften haben, aber auch geschlechterspezifisch unterschiedliche Verhaltensweisen innehaben, kann ein Kind aus einem viel größeren Schatz lernen und schöpfen.

Ich möchte hier niemandem ein schlechtes Gewissen machen oder behaupten, dass irgendetwas MUSS. Aber ich möchte dass Du Dir bewusst machst, dass jeder Moment mit den Menschen, die wir lieben, einzigartig ist und nicht wiederholt werden kann. Wie viele Gelegenheiten lassen wir einfach vorüberziehen?

Ich habe mir zur Gewohnheit gemacht, mir vorzustellen, wie ich Situationen rückwirkend von meinem Sterbebett beurteilen würde, wenn die Bilder und Erinnerungen meines Lebens ein letztes Mal an mir vorüberziehen. Diese Perspektive hilft mir sehr oft mich zu entscheiden und gibt mir Motivation Lösungen zu finden, um mein Leben so zu gestalten, dass es sich gut anfühlt.

„Das einzig wichtige im Leben sind die Spuren der Liebe, die wir hinterlassen, wenn wir gehen." –Albert Schweitzer-

Ich komme immer wieder an diesem Punkt heraus: Am Ende meines Lebens möchte ich auf möglichst viele Momente mit meinen Lieben zurückblicken können. Diese Erinnerungen erschaffen wir heute im Hier und Jetzt, indem wir Zeit miteinander verbringen und Erfahrungen miteinander erleben. Ich glaube auch,

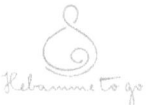

dass dies das Band zwischen Menschen verstärkt und Beziehungen inniger und tiefer werden lässt

KAPITEL 5: MANCHMAL MUSS MAN DEM GLÜCK ENTGEGEN GEHEN

„Am Ende wird alles gut. Wenn es noch nicht gut ist, dann ist es noch nicht das Ende:"

-Oscar Wilde-

Vor einiger Zeit habe ich eine Frau in der Schwangerschaft betreut, die in ihrer ersten Schwangerschaft eine Frühgeburt in der 25. SSW auf Grund einer schweren Gestose und eines Schwangerschaftsdiabetes hatte.

Eine weitere Schwangerschaft verlief leider unglücklich und endete in einer Totgeburt. Die Schwangere trauerte nach wie vor um ihr verstorbenes Kind. Es hatte einen festen Platz in der Familie. Auch besuchte die Frau regelmäßig eine Selbsthilfegruppe für Familien mit still geborenen Kindern. Was mich sehr berührt hat, ist, dass die anderen Mütter aus dieser Selbsthilfegruppe alle mitfieberten und hofften, dass in dieser Schwangerschaft alles gut gehen würde.

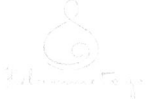

Verständlicherweise war diese Schwangere sehr verunsichert und hatte Angst, dass sich das zuvor erlebte wiederholt. Aus diesem Grund hat sie schon sehr früh in der Schwangerschaft Kontakt zu mir aufgenommen, um Unterstützung zu bekommen.

Es stellte sich sehr schnell heraus, dass sie kein vertrauensvolles Verhältnis zu ihrer Ärztin hatte, woraufhin ich ihr einen Wechsel ans Herz gelegt habe. Sie hat diese Empfehlung umgehend umgesetzt und hat sich von diesem Moment an in der ärztlichen Vorsorge sicher und gut betreut gefühlt. Ich bin mir ganz sicher, dass diese Maßnahme alleine schon dazu beigetragen hat, den Stresspegel deutlich zu reduzieren.

Bitte scheue Dich nicht in der Schwangerschaft den Arzt/ die Ärztin oder Hebamme zu wechseln. Es kann einen erheblichen Stressfaktor darstellen, wenn es zwischenmenschlich nicht harmoniert. Ich erlebe immer wieder Schwangere, die sich schlecht betreut oder nicht verstanden fühlen, sich aber trotzdem nicht trauen, die Betreuungsperson zu wechseln. Ich glaube, dass dadurch ein gewisser Teil an Lebensqualität und Freude an der Schwangerschaft verloren geht, und das finde ich sehr schade. In Deutschland bekommen wir im Durchschnitt 1,3 Kinder. MACH WAS DARAUS, Du hast wahrscheinlich nicht so viele Chancen, es zu wiederholen und schon gar nicht mit diesem Kind.

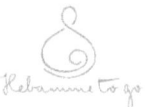

Das zweite, was wir zusammen erarbeitet haben, ist ein sogenannter „sicherer Kraft-Ort", eine Technik aus der Hypnose, die die Schwangere auch alleine Zuhause anwenden konnte, um regelmäßig in Entspannung zu gehen und den Körper regenerieren zu lassen. Zusätzlich hat sie ein Glückstagebuch geführt, um sich auf alle positiven Aspekte ihres täglichen Lebens zu fokussieren, und sie hat mit einem Affirmations-Armband gearbeitet.

Das wundervolle mit dieser Schwangeren war, dass sie die Bereitschaft hatte, sich auf alle meine Vorschläge einzulassen und ihre Eigenverantwortung und Disziplin in der regelmäßigen Durchführung der beschriebenen Maßnahmen ernst zu nehmen. Ich habe selten jemanden erlebt, der so konsequent alles umgesetzt hat. Es hat sich für sie ausgezahlt, denn sie konnte so viel entspannter und gelassener durch die Schwangerschaft gehen, was sich beeindruckend auf ihren Blutdruck ausgewirkt hat.

Im Ergebnis hat sie ihr zweites Baby zwei Wochen vor Geburtstermin geboren. Es war gesund und munter, und wir waren alle überglücklich, dass diese Schwangerschaft so glücklich verlaufen ist.

Ich war so unglaublich stolz auf diese Frau, weil sie so mutig und tapfer daran geglaubt hat, dass alles gut werden wird, obwohl ihre Vorerfahrung keinen Anlass für eine optimistische Sicht war. Den Wandel, von

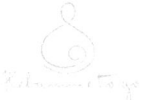

einer ängstlichen Schwangeren zu einer gelassenen Mutter, die ihr Schicksal annimmt und selbst in die Hand nimmt, hat mich zutiefst beeindruckt.

Ich arbeite in meiner Praxis regelmäßig mit Tools aus den Bereichen Hypnose und Coaching, wenn die Frauen das möchten, und ich bin immer wieder sehr beeindruckt, wie unglaublich wirkungsvoll diese Werkzeuge sind und wie gering der Zeitaufwand ist. Allerdings muss man bereit sein, Zuhause seinen Teil beizutragen.

Da ich auch für mich selbst mit Selbsthypnose und u.a. dem Glückstagebuch arbeite, kann ich es jedem nur wärmstens ans Herz legen, täglich mit diesen Tools zu arbeiten. Es senkt den Stresspegel und wirkt entspannend, lässt einen gelassener durchs Leben gehen, verschiebt den Fokus auf die positiven Aspekte des Lebens, hilft dem Körper zu regenerieren, macht leistungsfähiger, glücklicher und zufriedener.

ÜBUNG:

Nimm 10 Kaffeebohnen in Deine linke Hosentasche. Jedes Mal, wenn etwas Schönes, Gutes, Erfreuliches passiert, wandert eine Kaffeebohn in Deine rechte Hosentasche.

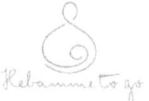

Es müssen nicht die großen Dinge sein, es dürfen auch all die kleinen Dinge sein, die uns das Herz warm werden lassen. (z.B. Einen Kaffee, in Ruhe genossen./ Der wunderschöne Sonnenuntergang./ Ein nettes Kompliment./ Das Lächeln Deines Kindes.)

Am Abend zählst Du wie viele Kaffeebohnen Du jetzt in der rechten Hosentasche hast.

VORLAGE GLÜCKSTAGEBUCH:

Leider ist es in unserer Gesellschaft häufig so, dass wir den negativen Erfahrungen und Erlebnissen mehr Aufmerksamkeit schenken, als den positiven und freudvollen. Dies hinterlässt oft den Eindruck, dass ein Tag oder gar unser ganzes Leben schlecht verläuft.

Beim näheren Betrachten realisiert man aber häufig, dass sehr viele schöne, angenehme, freudige und lustige Dinge im Tagesverlauf geschehen sind, diese aber durch eine einzelne unangenehme Erfahrung überschattet werden.

Die Idee des Glückstagebuches ist, den Fokus mehr auf diese guten Momente zu verschieben und mit der Zeit zu lernen, diesen Fokus auch aufrecht zu erhalten.

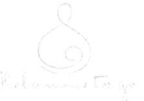

MATERIAL:

Glückstagebuch, Tagebuch/ Notizheft, schöner Stift, Notiz-App auf dem Handy

Benutze Material, mit dem Du gerne umgehst; Du sollst Freude daran haben

AUFGABE:

Schreibe jeden Abend bei einer schönen Tasse Tee, an einem gemütlichen oder entspannenden Ort, DREI gute Erlebnisse, Erfahrungen, Momente des vergangenen Tages auf.

Bewerte den Tag bevor Du diese drei Momente notiert hast und noch einmal, nachdem Du den Tag Revue passieren hast lassen und die DREI glücklichen Momente aufgeschrieben hast.

An manchen Tagen wird es Dir sehr leicht fallen, an anderen Tagen musst Du vielleicht ein wenig nachdenken. Oft entdeckt man dann die kleinen zufriedenen Momente im Alltag, für die man dankbar ist.

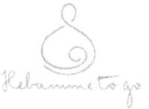

Das Glück liegt nicht nur in den großen Dingen, sondern sehr häufig in den kleinen, z.B. das Lächeln des eigenen Kindes, die Tasse Kaffee vom Partner ans Bett gebracht, ein nettes Telefonat mit der Freundin, ein Lob vom Chef, ein Schmetterling, der vorbei geflogen ist, der warme Sonnenschein auf der Nase, ein schöner Spaziergang, die Tatsache, dass man gesund ist, das Parkticket von einem Fremden.....usw.

Sei bitte konsequent mit dieser Aufgabe und Du wirst sehr schnell bemerken, dass sich Dein Lebensgefühl deutlich verbessert und Du einen schärferen Blick für die positiven Dinge im Leben entwickelst.

Viel Spaß!!

Datum:

Wie war der Tag heute: 0 gut   0 mittel   0 schlecht

1.Positive Erfahrung/ Erlebnis/ Moment des Tages:

_____
_____
_____
_____

Warum war es positiv für mich:

_____
_____
_____
_____

2.Positive Erfahrung/ Erlebnis/ Moment des Tages:

_____
_____
_____
_____

Warum war es positiv für mich:

_____
_____
_____
_____

3.Positive Erfahrung/ Erlebnis/ Moment des Tages:

_____
_____
_____
_____

Warum war es positiv für mich:

_____
_____
_____
_____

Wie war der Tag heute: 0 gut   0 mittel   0 schlecht

29

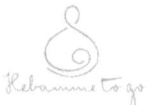

„Das Glück besteht darin, zu leben wie alle Welt und doch wie kein anderer zu sein."

–Simone de Beauvoir-

Diese Geschichte ist noch relativ frisch. Eine junge Frau in ihrer ersten Schwangerschaft hat sich sehr früh in der Schwangerschaft bei mir vorgestellt. Sie wollte gerne einen geplanten Kaiserschnitt, weil sie die Vorstellung einer normalen Geburt widerlich und ekelerregend fand.

Ich habe sie daraufhin gefragt, ob sie sich mit diesem Entschluss sicher sei und ob sie denn wisse, welche Konsequenzen ein Kaiserschnitt mit sich bringt.

Es liegt mir fern, Menschen zu irgendetwas zu überreden. Es ist das Leben der jeweiligen Person, und sie muss die Konsequenzen ihrer Entscheidungen und Handlungen tragen, nicht ich. Aus diesem Grund finde ich es immer einfach, von außen Empfehlungen und Ratschläge zu erteilen, muss man doch nicht mit den Folgen leben und umgehen. Ich versuche deshalb die Entscheidungen anderer Menschen zu akzeptieren, auch wenn es mir zugegebenermaßen nicht immer leicht fällt.

Diese junge Frau war jedoch bereit sich sowohl mit der natürlichen Geburt, als auch mit dem Kaiserschnitt wirklich auseinanderzusetzen. Aus meiner Sicht geht nichts über gute und vollständige Informationen, um eine gute Entscheidung zu treffen.

In der Folge konnten wir herausarbeiten, dass sie gar keinen Kaiserschnitt bekommen wollte, sondern das Erlebnis einer natürlichen Geburt. Da ich um ihre besondere Situation wusste, habe ich ihr empfohlen, ihr Baby im Geburtshaus zur Welt zu bringen, da ich in diesem Fall eine 1:1 Betreuung für unerlässlich erachtet habe. (Wenn ich ehrlich bin, finde ich jede Frau sollte eine 1:1 Betreuung bei der Geburt haben, aus meiner Sicht ist das ein wichtiger Sicherheitsfaktor und die Anwesenheit der Hebamme bestärkt die Frau in ihrer Geburtsarbeit)

Blieb also noch das unerklärliche Ekelgefühl vor der Geburt, bei dem wir nicht herausfinden konnten, woher es stammte. Sie hatte keinerlei schlechte Vorerfahrung gemacht. Für diesen Teil haben wir mit Subliminal Therapy gearbeitet, einer Methode aus dem Bereich Hypnose und zusätzlich Selbsthypnose installiert. Nach lediglich vier Sitzungen fühlte sie sich der Geburt gewachsen und hatte ein positives Grundgefühl gegenüber dem Geburtsprozess entwickelt.

Diese tapfere und mutige junge Frau, die ich sehr ins Herz geschlossen habe, weil sie bereit war, an sich zu

31

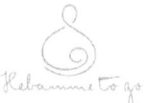

arbeiten und sich auf unbekannte Wege einzulassen, hatte eine wunderbare und schnelle Geburt im Geburtshaus. Sie konnte bei der Geburt ihr volles Potential ausschöpfen und war ganz in ihrer wunderschönen Kraft. Ich bin mir sicher, dass dieses wundervolle Geburtserlebnis sie auch auf ihrem weiteren Lebensweg bestärken wird.

Für mich ist es immer wieder erstaunlich, wenn ich miterleben darf, wie Menschen sich mutig ihren Ängsten, Sorgen, Altlasten, Blockaden usw. stellen, sich transformieren und stärker und kraftvoller daraus hervorgehen. Wie eine Raupe, die zum Schmetterling wird.

Es macht mich so stolz und dankbar, dass ich an diesen Erfahrungen Anteil haben darf. Dass mir diese Menschen so viel Vertrauen entgegen bringen, mir Einblick gewähren in ihren Lebensweg, der möglicherweise nicht immer einfach verlaufen ist und sich auf meine Vorschläge und Methoden einlassen. Ich fühle mich gesegnet, dass ich das erleben darf.

Ich möchte Dir ans Herz legen, offen zu sein, über Deinen Schatten zu springen. Wenn Du Altlasten, Blockaden und Schmerz mit Dir herum trägst, such Dir Unterstützung bei einer Person Deines Vertrauens.

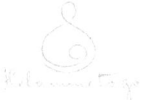

Wenn man ein Kind bekommt, erwachen plötzlich Dinge wieder zum Leben, die man schon lange gut vergraben wähnt und poppen oft im ungünstigsten Moment wieder auf.

Sprich mit Deiner Hebamme, Ärztin, Psychologin über die Dinge, die Dir möglicherweise in Deinem Leben widerfahren sind.

Ich möchte auch für ein schwieriges und leidbehaftetes Thema sensibilisieren: Es ist eine sehr traurige Wahrheit, dass sexueller Missbrauch bei mindestens 20% der Frauen eine Rolle spielt. Wenn diese Erlebnisse nicht gut aufgearbeitet sind, können sie insbesondere den Geburtsverlauf stark negativ beeinflussen oder gar zu einem Flashback führen. Bitte ziehe Deine betreuende Hebamme ins Vertrauen, so dass sie besonders achtsam und einfühlsam auf Dich eingeht. (Ja, das sollte immer so sein, auch ohne diesen Hintergrund. Aber wir leben nun mal nicht in der Es-sollte-Welt, sondern in der Realität, so wie sie ist.)

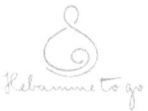

KAPITEL 7: MEIN MANN SOLL GAR NICHT MIT ZUR GEBURTSVORBEREITUNG

„Um den vollen Wert des Glücks zu erfahren, brauchen wir jemanden, um es mit ihm zu teilen!"

–Mark Twain-

Vor einiger Zeit habe ich eine Frau in der frühen Schwangerschaft betreut. Bei einem Termin kamen wir auf den Geburtsvorbereitungskurs zu sprechen. Sie berichtete mir, dass sie gerne einen wöchentlichen Kurs mit zwei Partnerabenden besuchen wolle, ihr Mann aber gerne mit ihr gemeinsam bei einem Wochenend-Paar-Kurs teilnehmen wolle. Also entweder vier Kursstunden mit dem Partner versus 11 Stunden im Wochenend-Paar-Kurs.

Ich finde es sehr schön, wenn werdende Papas sich einbringen und informieren wollen. Ich habe auch schon oft erlebt und berichtet bekommen, dass Männer bei der Geburt der Fels in der Brandung für ihre Partnerin sein können.

Aus diesem Grund habe ich meiner Schwangeren diese Sicht der Dinge dargelegt. Sie konnte sich dann dazu durchringen, gemeinsam mit ihrem Mann den Wochenend-Paar-Kurs zu besuchen.

Der junge Mann hat den Kurs „gerockt", er war wirklich eine Bereicherung, weil er viele Fragen gestellt hat und Dinge auch kritisch hinterfragt hat. Ich bin mir sicher, dass alle Teilnehmer von der Anwesenheit dieses jungen Mannes profitiert haben, von mir mal gar nicht gesprochen. Ich habe unglaubliche Freude daran, wenn sich Menschen in meinen Kursen einbringen und echtes Interesse mitbringen. Ich diskutiere auch gerne mit kritischen Menschen, denn diese sind eine Herausforderung für mich. Das spannende an den Papas ist, dass sie einen ganz anderen Blickwinkel mitbringen als die Schwangeren, und aus diesem Grund stellen sie andere Fragen, bevorzugen andere Themen, was absolut zu einer Bereicherung der Kurse führt.

Ich beobachte seit einigen Jahren, dass die Männer immer stärker in den Kursen vertreten sind und sich manchmal sogar intensiver einbringen als die Frauen.

Parallel dazu begrüße ich die Entwicklung der Elternzeit auch für Väter, die immer häufiger und länger genutzt wird. So können die Papas deutlich mehr Zeit mit Ihren Kindern verbringen und ihre Erziehungsaufgabe viel stärker wahrnehmen. Außerdem schafft es mehr Raum für die Aufgabenverteilung innerhalb des Haushaltes und der Kindererziehung.

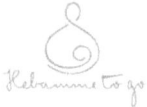

Ich begrüße das sehr! Ich bin selbst so aufgewachsen. Meine Eltern sind selbstständig und haben ein Restaurant. Dies ist mit sehr viel Arbeit und langen Arbeitszeiten verbunden. Meine Eltern haben sich nie mit Rollenmodellen aufgehalten, sondern die Aufgaben nach Talenten und Vorlieben aufgeteilt, d.h. jeder hat mit uns Kindern das gemacht, was er/ sie am besten kann und außerdem noch gerne macht. Meine Mama war z.B. immer für Problemlösung zuständig, mein Papa ist mit uns zum Kinderarzt gegangen. Das hat sich für uns Kinder immer richtig gut und geborgen angefühlt.

KAPITEL 8: DIE HOFFNUNG STIRBT ZULETZT, MANCHMAL ZU RECHT

„Hoffnung ist nicht die Überzeugung, dass etwas gut ausgeht, sondern die Gewissheit, dass etwas Sinn hat, egal wie es ausgeht."

–Vaclav Havel-

Ein junges Paar hat sich in der 36. SSW bei mir gemeldet, weil ihr Baby noch in Beckenendlage lag und sie gerne wissen wollten, was sie alles machen könnten, um das Baby noch zum Drehen zu überreden. Sie waren damit schon etwas spät dran, da

das reguläre Programm vorsieht: Indische Brücke ab 32+0 SSW und Moxa ab 34+0 SSW. Je später man startet, desto grösser ist das Kind, desto weniger Platz steht zur Verfügung, desto geringer ist die Chance, dass sich das Kindlein dreht.

(Anm. Die Indische Brücke ist eine Gymnastikübung, um das Drehen des Kindes zu erleichtern. Moxa ist ein Verfahren aus der Chinesischen Medizin)

Das Paar kam gemeinsam abends zu mir in die Praxis und ich erklärte ihnen die Indische Brücke und wir machten gemeinsam Moxa. Außerdem haben wir noch weitere Maßnahmen besprochen wie Spieluhr über dem Schambein, mit der Taschenlampe leuchten, Purzelbaumöl, mit dem Baby sprechen etc.

Beeindruckend zu sehen war, wie diese zwei Menschen gemeinsam die Indische Brücke vorführten, da sie beide sehr sportlich sind und es fast schon eine akrobatische Vorführung war. (Ja, auch ich gebe mich manchmal dem Staunen hin.) Wir haben gemeinsam besprochen, dass sie die Maßnahmen für insgesamt eine Woche konsequent durchführen sollten und danach dem Kind überlassen würden, ob es sich noch spontan drehen würde. Ich schätzte die Chance auf 20%, dass sich das Kind so spät noch drehen würde.

WICHTIG: Die Chance, dass sich das Kind dreht liegt bei 20%. NICHT: Zu 80% wird sich das Baby nicht mehr drehen!!

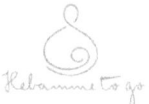

Formuliere alles, was Du erreichen und erleben möchtest, positiv, damit Dein Unterbewusstsein weiß, worauf es hin arbeiten soll. Worauf fokussieren wir? Auf den Erfolg oder auf den Misserfolg? Kämpfen wir noch oder haben wir schon aufgegeben? Wollen wir wirklich oder sind wir froh über eine Ausrede?

Wir haben uns dann drei Wochen später noch im Wochenend-Paar-Kurs gesehen. Das Baby hatte sich 2 Tage zuvor, in der 39. SSW, gedreht. Das ist tatsächlich sehr spät, zeigt aber, das nichts unmöglich ist. Umso grösser war unsere Freude!!

Das Baby wurde sehr pünktlich um den ET herum geboren. Die Geburt verlief einfach und natürlich.

Eine noch spektakulärere Wendung habe ich noch zu meinen Krankenhaus-Zeiten erlebt. Ich hatte Frühdienst als eine Frau, die ihr drittes Kind erwartete mit Blasensprung zu uns in den Gebärsaal kam. Das Baby lag in Beckenendlage und aus diesem Grund wollte die Mutter gerne einen Kaiserschnitt, obwohl die ersten beiden Kinder problemlos spontan zur Welt gekommen waren.

Wir haben alles für den Kaiserschnitt vorbereitet und nochmal mit dem Ultraschall kontrolliert, ob das Baby noch in Beckenendlage liegt, was der Fall war.

Als ich mit der Schwangeren auf dem Weg in den OP im Aufzug fuhr, sagte sie zu mir: „Das Baby bewegt

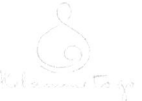

sich so wild in meinem Bauch. Ich glaube es merkt, dass es jetzt geboren werden soll." „Nimm es nochmal mit allen Sinnen wahr, es verabschiedet sich von Deinem Bauch!"

Im OP angekommen wurde die Narkose angelegt und dann der Kaiserschnitt gemacht.

Und jetzt kommt´s: Das Baby hatte sich auf dem Weg in den OP in Schädellage gedreht als es sich im Aufzug so stark bewegt hatte. So etwas habe ich tatsächlich auch nur einmal erlebt. Die Mama war sehr unglücklich über diese Entwicklung.Unter diesen Umständen hätte Sie natürlich lieber spontan geboren. Manchmal ist das Schicksal ein mieser Verräter!

Ich habe für mich aus diesen Erfahrungen mitgenommen, dass auch kleine Chancen zum Erfolg führen können. Aus diesem Grund kann ich sehr stur an einem Ziel festhalten, wenn es für mich wichtig ist. Ich habe aber auch gerne einen Plan B, wenn die Chance auf Plan A nicht eben überragend sind, weil ich gerne vorbereitet bin. Es gibt mir mehr Gelassenheit und innere Ruhe, wenn ich mehrere Optionen zur Verfügung habe. Am Ende kann ich mich auch zu jedem Zeitpunkt umorientieren und ein Ziel neu definieren, wenn ich spüre, dass sich mein Bauchgefühl zu etwas verändert.

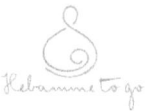

Versuche offen zu sein, für das, was das Leben Dir an Erfahrungen schenkt. Wenn wir die Herausforderungen des Lebens annehmen, dann schafft das immer Raum für inneres Wachstum.

Manchmal ist Dein Durchhaltewille auf dem Prüfstand, manchmal Deine Flexibilität.

Ich glaube am glücklichsten sind diejenigen Menschen, die jeder Situation noch etwas Gutes abgewinnen können und auch auf diesen Teil der Erfahrung fokussieren. Das wiederum ist eine Entscheidung, die jeder von uns treffen kann oder wie es das alte Sprichwort sagt: „Jeder ist seines Glückes eigener Schmied."

Nein, das ist nicht immer einfach und es bedeutet Verantwortung für sich selbst, seine Kinder und seine Familie zu übernehmen. Aber man kann Stück für Stück in diese Lebenshaltung hinein wachsen und „Ehrenrunden" sind erlaubt.

„ Die größte Entscheidung Deines Lebens liegt darin, dass Du Dein Leben ändern kannst, indem Du Deine Geisteshaltung änderst."

—Albert Schweitzer-

Zu meiner Zeit als Hebamme in einem Beleg-Spital habe ich diese interessante Geschichte erlebt.

Wir hatte eine Diplomaten-Familie über einige Tage bei uns im Gebärsaal einquartiert, die extra aus einem andern Land angereist waren, um ihr Baby in der Schweiz zur Welt zu bringen. Die Krankenhaus-Leitung ordnete V.I.P-Status für dieses Paar an. (Ein Umstand, mit dem ich persönlich nicht einverstanden war. Aus meiner Sicht sind alle Menschen gleichwertig. Mit Zwei-Klassen-Medizin kann ich nichts anfangen.)

Diese Familie war extrem fordernd und auf ihren dringenden (medizinisch nicht indizierten) Wunsch hin wurde die Geburt im Frühdienst eingeleitet. Die Schwangere hatte nach Verabreichung eines Prostaglandin-Präparats schmerzhafte Kontraktionen entwickelt, woraufhin eine PDA (Periduralanästhesie, Teilnarkose) zur Schmerzlinderung angelegt wurde.

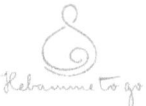

Als ich am Nachmittag zum Spätdienst gekommen bin, habe ich die Betreuung dieser Familie übernommen. Die Situation, die sich mir bot: Eine schwangere Frau mit liegender PDA, keine Wehen, keinerlei Geburtsfortschritt, ergo: keine Geburt!!!

Dies ist natürlich eine Katastrophe!! Ich habe also den betreuenden Arzt umgehend zur Visite ins Spital gebeten und ihm die Situation geschildert. Aus meiner Sicht war die Anlage der PDA eine grobe Fehlentscheidung und ich war mir sicher, dass weitere Einleitungsversuche nicht zum Ziel führen würden. Also blieben zwei Optionen: 1. Wir machen einen (völlig unnötigen) Kaiserschnitt 2. Wir erklären der Frau die Situation, beenden die PDA und warten auf den spontanen Wehenbeginn.

Ich wollte tatsächlich nicht in der Haut des Belegarztes stecken, als wir uns auf den Weg in das Gebärzimmer gemacht haben, um mit der Familie das weitere Vorgehen zu besprechen.

Ich bin bis heute zutiefst beeindruckt von der Ehrlichkeit und Offenheit des Arztes, eine Fehlentscheidung zuzugeben und das einzig Richtige zu tun. Er hat alle Fakten auf den Tisch gelegt und der Familie nahegelegt, die PDA zu beenden und den spontanen Wehenbeginn in einem Hotel abzuwarten. Um seine Position klar zu machen hat er folgendes zu ihnen gesagt: „If the apple ist still green, it won´t fall off

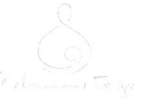

the tree!" (Solange der Apfel noch grün ist, wird er nicht vom Baum fallen)

Ich muss nicht extra erwähnen, dass das Paar nicht eben überschwänglich reagiert hat. Trotzdem waren sie mit dem vorgeschlagenen Procedere einverstanden.

Das hat sich bezahlt gemacht: Lediglich zwei Tage später hat diese Frau ihr Baby in rasanten 2,5 Stunden völlig komplikationslos und ohne jegliche Intervention nach spontanem Wehenbeginn bei uns geboren. Dieses Ergebnis zeigt, dass wir uns richtig entschieden haben.

Ich habe für mich mitgenommen aus dieser Situation, dass man einige Entscheidungen rückgängig machen kann, wenn man bereit ist, unkonventionelle Wege zu gehen und sein Ego zurückstellen kann. Ich versuche persönliche Animositäten zurückzustellen und das große Ziel im Auge zu behalten, um das Wohl der mir anvertrauten Menschen zu schützen.

Ich möchte Dir dringend empfehlen, geduldig zu sein mit Deinem Baby. Aus meiner Sicht werden zu viele Geburten eingeleitet ohne jegliche medizinische Indikation.

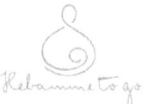

Eine Einleitung kann sich über Tage hinziehen und der Schwangeren nicht mehr als schmerzhafte Gebärmutterkontraktionen bescheren, die keinerlei Einfluss haben auf den Muttermund und nur unnötig Kraft, Geduld, Freude an der Geburt, Gelassenheit etc. rauben. Außerdem ist die Interventionsrate nach Einleitung höher als nach spontanem Wehenbeginn.

Auch möchte ich Dir die Sicht des Babys nochmal ins Gedächtnis rufen. Dein Baby braucht vielleicht dringend noch einige Tage in Deinem wunderbaren Bäuchlein, um fertig zu reifen, Prozesse, die uns unbekannt sind, abzuschließen und selbst an den Punkt zu kommen, an dem es bereit ist den Schritt ins Leben aus eigenem Antrieb und mit sich selbst im Einklang zu wagen.

Für mich bedeutet eine Geburt einzuleiten, ein Baby in diese Welt zu schubsen, das wahrscheinlich noch nicht zu 100% bereit ist für diese Erfahrung. Dieses Anstoßen erfordert aus meiner Sicht eine dringende medizinische Indikation.

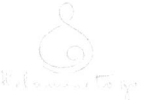

„Das Glück des Lebens besteht nicht darin, wenig oder keine Schwierigkeiten zu haben, sondern sie alle siegreich und glorreich zu überwinden."

–Carl Hilty-

Die folgende Geschichte gehört mit Sicherheit zu den außergewöhnlichsten Erfahrungen, die ich als Hebamme gemacht habe. Es ist eine Erfahrung aus meiner Zeit als Junghebamme an der Uniklinik.

Zu dieser Zeit hatten wir eine schwangere Patientin auf der Intensivstation in der Klinik für Innere Medizin, die auf Grund einer lebensbedrohlichen Lungenentzündung im Koma lag. Die Patientin hatte immer wieder Wehen und die Geburt ihres Kindes lag wie ein Damoklesschwert über uns. Keiner von uns-weder Arzt, noch Hebamme-hatte jemals zuvor eine Frau im Koma bei der Geburt begleitet. Das war also absolutes Neuland und ich gebe zu ich hatte keinerlei Vorstellung, wie das funktionieren soll und habe deshalb alles dafür getan, zu vermeiden, dass diese Geburt mich „trifft".

Aber wie so oft im Leben, bekommen wir genau das, was wir so dringend zu vermeiden versuchen.

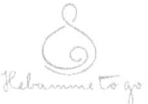

Am frühen Abend wurde ich also von der Intensivstation angerufen, dass die Geburt wohl begonnen hat. Daraufhin habe ich mein Equipment geschnappt und bin mit einer jungen Ärztin in die Klinik für Innere Medizin hinüber gegangen.

Ich war sehr froh, dass diese Ärztin mit mir zusammen diese Geburt leiten würde, weil wir uns sehr gut verstanden haben und in diesem Moment haben wir uns gegenseitig Mut gemacht.

Ich habe die Gebärende untersucht und der Muttermund war schon ein gutes Stück eröffnet. Darüber war ich sehr erleichtert. Die Frau hatte regelmäßige und starke Wehen und der Muttermund öffnete sich zusehends und völlig problemlos.

Bis zu diesem Punkt war ich relativ gelassen, galt meine größte Sorge doch der Austreibungsperiode und Pressphase. Ich konnte mir nicht vorstellen, wie das ohne meine Anweisungen und ohne bewusste Anstrengungen der Frau funktionieren soll.

Und dann erlebte ich die große Überraschung und eine der wichtigsten Lektionen in meinem Hebammenleben. Der Körper der Frau wusste zu jedem Zeitpunkt perfekt, was zu tun ist. Die Frau hat Wehen entwickelt, unter denen sich der Muttermund eröffnet hat, dann ist das Köpfchen tiefer gewandert im Becken und hat seine 90° Drehung wunderbar vollzogen. Als der Kopf dann auf dem Beckenboden

angekommen ist, haben die Presswehen von ganz alleine eingesetzt und das Kind in kleinen, dosierten Schüben vorwärts geschoben. Das Baby wurde geboren und die Frau hat nicht einmal eine Dammverletzung davon getragen, weil der Körper auch hier das Tempo hervorragend reguliert hat.

Nachdem das Kindlein geboren war, ist in zügigem Abstand auch der Mutterkuchen gekommen und damit war die Geburt beendet. Es war so einfach und unkompliziert gewesen, all die Sorgen, die ich im Voraus hatte, waren völlig unnötig.

Ich habe bei dieser Erfahrung gelernt, dass der weibliche Körper perfekt für die Geburt eines Kindes ausgestattet ist. Alles, was wir brauchen, um ein Baby zur Welt zu bringen, besitzen wir von Geburt an. Der Körper ist unser Verbündeter bei der Geburt, nicht unser Verstand, dieser ist sogar häufig hinderlich.

Das hat mir bis heute sehr geholfen, mich als Hebamme selbst nicht so wichtig zu nehmen, den Fähigkeiten der Schwangeren und Gebärenden vorbehaltslos zu vertrauen und großen Respekt vor der Natur zu haben. Die Gebärende ist immer diejenige, die die Lorbeeren für die Geburt verdient hat, die Hebamme ist nur Begleiterin und stellt sicher, dass alles seinen Weg geht und reguliert nur dann, wenn etwas aus der Reihe tanzt.

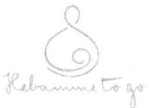

Ich möchte Dir dieses Vertrauen mitgeben. Vertraue auf Deine Fähigkeiten und Deinen Körper. Dein Körper weiß, was er zu tun hat. Ein Baby bringt man mit dem Bauch zur Welt, nicht mit dem Kopf oder Verstand. Höre auf Deinen Körper, er lügt nicht. Der beste Weg ein Kind zur Welt zu bringen, ist zu tun, was der Körper signalisiert: Essen, Trinken, Bewegen und Positionen, Toilette, Ruhen, Badewanne, Körperkontakt, Fokus etc.

Je mehr Du bei Dir selbst bist und Deine Bedürfnisse spürst und erfüllst, desto schneller und einfacher wird Deine Geburt verlaufen. (Dies bezieht sich immer auf Dein eigenes Potential, nicht auf den Vergleich mit anderen Geburten. Jede Frau hat Ihr eigenes Tempo bei der Geburt und das ist auch gut so.)

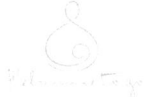

KAPITEL 11: NADINE, WAS SOLL ICH JETZT MACHEN?

„Das Leben ist wie eine Schachtel Pralinen, man weiß nie, was man bekommt."

–Forrest Gump-

Die nächste Geschichte wird Dich garantiert zum Lachen bringen.

Ich habe eine Frau während der Geburt Ihres 2. Kindes gemeinsam mit einer Hebammenschülerin betreut.

Die Frau wollte dieses Kind unbedingt im Wasser gebären. Als die Wehen also regelmäßig und intensiv waren und der Muttermund sich schon ein gutes Stück geöffnet hatte, haben wir die Gebär-Badewanne gefüllt und die Frau ist in die Wanne gewechselt. Auf Grund der intensiven Wehentätigkeit ging es gut vorwärts und bald verspürte die Frau den ersten leichten Pressdrang. Da der Muttermund zu diesem Zeitpunkt schon vollständig eröffnet war, der Kopf aber erst am Beckeneingang stand, habe ich der Gebärenden empfohlen, nur vorsichtig nach Bedarf mitzuschieben, eben so viel, wie der Körper signalisiert, um dem kindlichen Kopf Zeit zu geben, sich zu drehen und tiefer zu wandern.

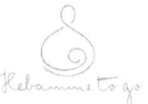

Nun ist es so, dass der tiefertretende Kopf alles vor sich her schiebt, was noch im kleinen Becken „geparkt ist", d.h. manchmal geht Urin ab in den Presswehen, manchmal auch Stuhlgang. Bei einer „Landgeburt" kann ich als Hebamme immer ein kleines Läppchen vor den Anus halten und den evt. austretenden Stuhlgang diskret auffangen und entsorgen. Bei einer Wassergeburt ist das nicht der Fall.

Bei dieser Geburt war es nun so, dass sich innerhalb von einer Wehe solche Unmengen von Stuhlgang ihren Weg nach draußen gesucht haben, dass die komplette Wasseroberfläche voll war. Meine Schülerin schaute mich in diesem Moment mit riesengroßen, verzweifelten Reh-Augen an und fragte: „Oh Gott Nadine, was mache ich denn jetzt?" woraufhin ich völlig trocken entgegne: „Wenn ich Du wäre, würde ich anfangen zu schöpfen!" (Ich bitte Dich wirklich, Dir diese komplette Szene mit allen Details vorzustellen)

Sobald diese Worte aus meinem Mund waren, sind wir alle zusammen in einen kollektiven Lachanfall ausgebrochen. Manche Situationen unter Geburt sind einfach absurd oder grotesk, das kann man sich jetzt bis zum Ende seines Lebens zu Herzen nehmen oder man lacht ganz einfach darüber.

Nachdem meine fleißige Schülerin mit der Schaumkelle alle Überreste aus dem Wasser abgeschöpft und entsorgt hatte, durften wir eine

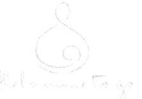

wundervolle Wassergeburt erleben. Ich glaube der Lachanfall hat uns alle so entspannt, dass die Geburt danach viel ruhiger und entspannter verlaufen ist. Mal abgesehen davon, dass ich dieses Erlebnis mit Sicherheit niemals vergessen werde.

(Ich erzähle übrigens in meinen Geburtsvorbereitungskursen wie ich bei der Geburt meines Sohnes nicht mehr auf die Toilette durfte, weil die Geburt kurz bevor stand und ich dann im Vierfüßler-Stand auf der Matte während einer Wehe mein Pipi nicht mehr halten konnte und wie eine Kuh auf der Weide gepinkelt habe…und ich habe es überlebt und ich kann immer wieder über diese Erfahrung lachen)

Eine Geburt ist eine Grenzerfahrung in vielen Bereichen; ich möchte Dich einladen, offen und wertfrei all diese Erfahrungen zu machen. Eine Prise Humor ist nicht nur bei der Geburt, sondern auch sonst im Leben eine gute Strategie. Sich selbst nicht immer so ernst zu nehmen, hilft auch dabei die kleineren und größeren Malheurs im Leben zu überstehen. (Ich erzähle gerne von meinen persönlichen Blamagen, ich finde das macht mich menschlich und ich kann jedes Mal von neuem darüber lachen.)

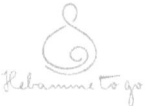

In unserer regulierten, strukturierten, geordneten, sauberen Hochglanzwelt wird nichts dem Zufall überlassen und wir alle tragen eine Maske, hinter die wir niemanden schauen lassen.

Frage Dich ganz ehrlich, mit wem Du Dein Innerstes teilst. Ich meine wirklich alles, alle Gedanken, auch die destruktiven, peinlichen und hässlichen. Frage Dich ganz ehrlich, bei wem und wann kannst Du ganz Du selbst sein, ohne eine Rolle zu spielen oder ein gewisses Bild von Dir aufrecht zu erhalten.

Die Geburt Deines Kindes bietet Dir die einmalige Gelegenheit einfach nur zu sein, Dich dem Prozess mit Hingabe und Leidenschaft zu öffnen, alle Erfahrungen frei von Bewertungen zu erleben. Das ist so eine unglaubliche Chance. Deine Hebamme wird Dich weder bewerten, noch verurteilen, weil sie mit dem Gebären und allem was dazu gehört vertraut ist. Deine Hebamme weiß, dass Frauen unter der Geburt unter Umständen schimpfen & fluchen, weinen & schreien, rülpsen & pupsen, erbrechen (und nicht immer die Schüssel treffen), stöhnen & jammern, mit Rotz verschmiert sind, nackt sein wollen, Pipi und Stuhlgang machen, blutigen Schleim verlieren, schwitzen und Mundgeruch haben, manchmal seltsame Ideen und Wünsche haben. Erlaube Dir selbst, Dich locker zu machen, was diese Dinge anbelangt.

Wenn man als Hebamme die erste Woche der Ausbildung überlebt hat, ohne schreiend das Weite zu suchen, dann kommt man mit all diesen Dingen zurecht. Mal abgesehen davon, dass sie tatsächlich nur sehr wenig Raum einnehmen bei der Geburt. Ich würde behaupten, dass diese Dinge sogar nach und nach unsere Wahrnehmungsgrenze unterschreiten, weil sie für uns nicht relevant sind.

Die Geburt eines Kindes ist ein Wunder und an diesem Wunder teilhaben zu dürfen ist so unglaublich und phantastisch, auch nach all den Jahren hat es nicht mal ein bisschen seines Zaubers auf mich verloren. Alle Kolleginnen, die ich persönlich kenne, sind ebenso fasziniert und bezaubert von Schwangerschaft und Geburt wie ich. Hebamme ist man aus Leidenschaft, nicht weil man einen Job braucht.

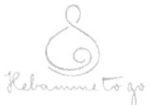

„Wann, wenn nicht jetzt? Wo, wenn nicht hier? Wer, wenn nicht wir?"

–John F. Kennedy-

Ich erinnere mich an ein sehr junges Paar, das ich in der ersten Schwangerschaft betreut habe. Da sie die Schwangerschaft erst sehr spät entdeckt haben, haben sie jeden Moment umso mehr genossen, weil sie etwas nachzuholen hatten. Sie kamen zu mir in die Vorsorge und besuchten auch gemeinsam mit viel Enthusiasmus einen Wochenend-Paar-Kurs zur Geburtsvorbereitung. Ihre offene und fröhliche Art hat sehr zu einem gelungenen Wochenende beigetragen. Im Kurs waren beide sehr aufmerksam und haben rege teilgenommen.

Als ich dieses Paar zum ersten Mal im Wochenbett besucht habe, hat mir die junge Mama von der Geburt erzählt: „Nadine, es ging alles sehr schnell. Die Wehen waren so intensiv und heftig und ich habe alles vergessen, was Du uns im Kurs erzählt hast. Mein Kopf war einfach leer. Wie gut, dass ich meinem Mann dabei hatte und er so gut aufgepasst hat in Deinem Kurs. Er hat mir gesagt, wie ich atmen soll, er hat mir Positionen vorgeschlagen, er hat mich massiert und hatte immer eine gute Idee, wenn ich nicht mehr

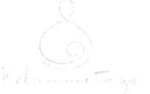

konnte. Ohne ihn hätte ich diese Geburt niemals überstanden."

Eine andere Mama hat mir nach der Geburt ihres zweiten Kindes erzählt, dass ihr Mann ihr über Stunden nach jeder Wehe einige Teelöffel Wasser eingeflößt hat. Sie hatte einen sehr unangenehm trockenen Mund während der Geburtsarbeit und war so beschäftigt mit den Wehen, dass sie nicht selbst trinken konnte. Sie war so dankbar dafür, dass ihr Mann dieses Bedürfnis wahrgenommen hatte und einen Weg gefunden hat, Flüssigkeit in sie hinein zu bekommen. Hört sich das nach einer riesig tollen Sache an? Nein! Aber für diese Frau, bei dieser Geburt, in genau dieser Situation, war es genau das, was sie gebraucht hat, um diese Geburt aus eigener Kraft zu bestreiten. Dieser wunderbare Papa hatte genau dafür das richtige Gespür. Es sind ganz oft nicht die großen Dinge, sondern die kleinen Details, die einen großen Unterschied machen.

Ist das nicht phantastisch? Ist das nicht ein wunderbares Teamwork? Jeder bringt sich mit seinen Fähigkeiten ein!

Genau so soll es aus meiner Sicht sein. Gemeinsam Kinder zu haben, bedeutet als Team zusammen zu arbeiten. Je besser das Teamwork, desto entspannter und gelassener der Alltag und desto stärker, fröhlicher und glücklicher ist die ganze Familien.

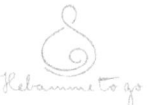

Immer noch trauen sich viele Papas die Unterstützung bei der Geburtsarbeit nicht zu. „Ich kann da ja eh nix machen…." DOCH! Du kannst immer etwas machen. Manchmal bedeutet es, aufmerksam neben der Gebärenden zu sitzen und abzuwarten, ob und wann sie etwas benötigt. Manchmal ist die Unterstützung sehr aktiv: Gemeinsam Atmen, zusammen Positionen einnehmen, etwas zu trinken anbieten, Massage usw.

Hab` Vertrauen in Deine Fähigkeiten! Verlasse Dich auf Deinen Instinkt! Sei aufmerksam! Du wirst Deine Sache gut machen, Du schaffst das!! Als Partner kennt man die Gebärende am besten und kann sie einschätzen. Paare verstehen sich meist auch ohne Worte, dies ist ein wertvoller Vorteil, den man bei der Geburt nutzen kann.

KAPITEL 13: MEINE TOCHTER, DIE SITZSTREIKERIN

„Lass Dich nicht unterkriegen; Sei frech & wild & wunderbar!"

-Pippi Langstrumpf-

Mein zweites Kind, meine Tochter Marlen, hat es sich schon früh in der Schwangerschaft in Beckenendlage

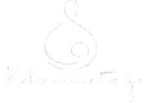

bequem gemacht. Für dieses Kind habe ich mir eine Geburt im Geburtshaus und ein ambulantes Wochenbett gewünscht. (Ambulantes Wochenbett bedeutet, dass man 3-4 Stunden nach der Geburt nach Hause geht und dort von der Hebamme weiter betreut wird)

Ich habe mich bei den Terminen im Geburtshaus sehr wohl gefühlt. Ich hatte dort mein Praktikum während der Ausbildung gemacht und kannte die Hebammen und ihre Arbeitsweise.

Nachdem Marlen keinerlei Anzeichen gemacht hat, sich in Schädellage zu drehen, hat mir meine Vorsorgehebamme im Geburtshaus vorgeschlagen, mich zur Sicherheit auch im kooperierenden Krankenhaus vorzustellen, da die Beckenendlage zu den Ausschluss-Kriterien des Geburtshauses gehört.

Diese Realität anzuerkennen ist mir nicht vom ersten Moment an leicht gefallen. Was mir persönlich geholfen hat, ist die Frage: „Worum geht es denn?" Für mich war die Antwort: „Ich möchte, dass es meinem Baby gut geht, und ich möchte nach Möglichkeit natürlich gebären, solange das mein Baby nicht gefährdet." Nachdem ich mir das bewusst gemacht habe, ging es mir mit der Klinik schon viel besser. (Wobei ich mir nach wie vor gewünscht habe, dass sich die kleine Maus dreht....die Hoffnung stirbt zuletzt!)

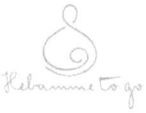

Ich habe brav ab der 32. SSW dreimal täglich die indische Brücke gemacht und Moxa ab der 34. SSW, nach und nach hat sich in mir das Gefühl verfestigt, dass das Mäuslein aus einem bestimmten Grund so liegt und ich keinen Druck ausüben darf. Aus diesem Grund habe ich mich gegen eine äußere Wendung des Kindes entschieden. Auch war ich mir ganz sicher, dass mit meinem Kind alles in Ordnung ist und es eine Geburt aus Beckenendlage problemlos meistern kann.

Ich kann nicht sagen, woher ich diese innere Sicherheit hatte, aber ich konnte es einfach spüren.

Einen weiteren kleinen Dämpfer habe ich bekommen, als der Arzt mir beim Geburtsplanungs-Gespräch eröffnet hat, dass ich bei einer spontanen Beckenendlagen-Geburt auf jeden Fall einen Dammschnitt bekomme. (Das ist heute nicht mehr der Standard). Er ließ sich nicht davon abbringen und für mich war es eine schreckliche Vorstellung, das schon im Voraus zu wissen. Ich habe beschlossen, dass alles im Leben einen Preis hat und war bereit diesen Preis zu bezahlen, dafür dass mein Baby den normalen Weg in diese Welt nehmen kann.

Meine Tochter hat sich bis zum Schluss nicht in Schädellage gedreht, was leider das Aus für das Geburtshaus bedeutet hat. Mein Töchterlein hat mir dafür eine rasante und unkomplizierte Geburt geschenkt.

Und willst Du wissen wie die Geschichte mit dem Dammschnitt ausgegangen ist? Ich hatte mir wochenlang Sorgen gemacht und als es so weit war, war es eine unglaubliche Erleichterung für mich, dass mit dem Schnitt die Spannung am Damm weg war und ich ungehemmt mitschieben konnte. (Das soll jetzt sicher keine Werbung für einen Dammschnitt sein, aber ich glaube, es ist gut zu wissen, dass der Schnitt sich gar nicht schlimm anfühlt)

Nach der Geburt der Plazenta, habe ich für mich herausgefunden, warum Marlen die Beckenendlage bevorzugt hat. Die Plazenta hatte eine Insertio velamentosa, eine Fehlbildung, bei der der Nabelschnuransatz in den Eihäuten und nicht auf der Plazenta zu finden ist. Diese Position hat verhindert, dass sie mit ihren Füßchen dagegen strampelt.

Sie selbst sagt heute: „Na klar bin ich mit dem Popo zuerst gekommen, stell´ Dir mal vor, die hätten mich nicht aufgefangen, da wollte ich sicher nicht auf dem Kopf landen."

Leider wurde auch aus dem ambulanten Wochenbett nichts, weil mein 1,5 Jähriger sich Rotaviren eingefangen hatte und ich auf das OK des Kinderarztes warten musste, bevor ich mit meiner Kleinen Heim gehen konnte. „Tja, und erstens kommt es anders und zweitens als man denkt!"

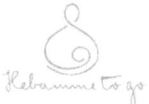

Ich durfte in meiner zweiten Schwangerschaft lernen, mich wieder auf mein inneres Gespür zu verlassen und diesem Gefühl zu vertrauen. Dies war für mich eine große Herausforderung, weil mein erstes Kind, mein Sohn Joel, direkt nach der Geburt mit einer schweren Neugeborenen-Infektion auf die Neugeborenen-Intensiv-Station kam. Dies war die fürchterlichste Erfahrung in meinem Leben. Ich hatte große Sorge, dass sich das bei meinem zweiten Kind wiederholt. Dennoch habe ich es mit Hilfe meiner Tochter geschafft, meine Angst zu bezähmen, im Vertrauen zu bleiben und eine normale Schwangerschaft, Geburt und Wochenbett zu erleben. Ich bin sehr dankbar dafür.

Etwas anderes, was meine zwei Schätze mir beigebracht haben, ist, dass Kinder extrem gut darin sind, unsere Pläne über den Haufen zu werfen. Je weniger Erwartungen man im Voraus hat, desto geringer die Enttäuschung und desto mehr Raum bleibt, sich auf jede individuelle Erfahrung einzulassen.

Oder wie meine Kinder sagen: „Mama, wir halten Dich jung, flexibel und dynamisch!"

Ich möchte Dir ans Herz legen, offen zu sein für die Erfahrungen, die dieses Kind Dir schenken kann. Kinder sind wundervolle Lehrmeister. Je weniger Erwartungen und Vorstellungen Du hast, desto einfacher wird es Dir gelingen, Dich auf Deine neue

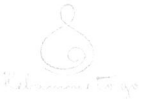

Lebenssituation, auf Dein Baby und die verschiedenen Herausforderungen, die auf dich zukommen, einzustellen und Lösungen zu finden.

Sowohl meine persönlichen Erfahrungen, als auch die Erfahrungen als Hebamme, haben mich zu der Erkenntnis gebracht, dass die Kinder meist nicht das Problem sind. Wir kreieren oft die Probleme, weil wir Realitäten nicht anerkennen wollen, weil unser Kind in ein Muster passen soll, weil wir selbst unsicher sind oder gegen unsere innere Stimme handeln.

Bleib bei Dir und spüre Deine Bedürfnisse und die Bedürfnisse Deines Kindes. Diese Bedürfnisse sind Dein Kompass. Handle niemals gegen Deine innere Stimme oder wenn Du Dich nicht gut mit etwas fühlst. Es wird nicht funktionieren, weil Kinder unglaublich gute Sensoren für das Innenleben ihrer Eltern haben. Sie sind in der Lage jedes Zögern, jeden Zweifel zu spüren und das macht ein Kind unsicher. Die Folge ist, dass die angestrebte Veränderung abgelehnt wird.

(Ein häufiges Beispiel: Die Mama probiert mal, das Kind im eigenen Zimmer schlafen zu lassen, hat aber kein gutes Gefühl damit, weil sie sich Sorgen macht, dass sich ihr armes Baby verlassen und abgeschoben fühlt. Die Mama ist bei diesem Versuch unruhig und nervös und geht meist von vorne herein davon aus, dass der Versuch scheitert. Genauso kommt es dann auch. Eine Mama hingegen, die sich völlig komfortabel

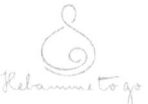

damit fühlt, dass ihr Kind ab jetzt im eigenen Zimmer schläft und ihrem Kind die nötige Kompetenz auch zutraut, wird staunen wie einfach und unproblematisch dieser Schritt von statten geht.)

„Alles fließt. Panta rhei!"

–Heraklit von Ephesus-

Die nächste wunderbare Geschichte habe ich in meiner Zeit als Hebamme im Geburtshaus erlebt.

An einem Samstag-Nachmittag rief mich eine unserer Schwangeren kurz vor ET an, weil sie aktuell noch leichte, aber schon regelmäßige Wehen verspürte. Wir haben beschlossen, uns 30 min später im Geburtshaus zu treffen.

Als die Gebärende im Geburtshaus eintraf, konnte ich schon heftige Wehen wahrnehmen, die sehr schmerzhaft und anstrengend für die Schwangere waren. Ich habe sie daraufhin zügig untersucht und festgestellt, dass der Muttermund zwar weich, aber nur 2 cm eröffnet war, und dass das Köpfchen auf dem Schambein aufsaß, sich wild drehte und einen Weg in den Beckeneingang suchte. In dem Moment habe ich

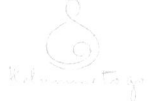

gedacht: „Oh mein Gott, hoffentlich findet das Kind seinen Weg und die Geburt schreitet zügig voran. Diese Wehen erträgt die arme Frau maximal noch für drei, vier Stunden, danach muss ich sie zur PDA ins Krankenhaus verlegen, so heftig wie das ist."

Ich habe ihr daraufhin empfohlen in ihren Körper hinein zu hören und frei eine Position ihrer Wahl einzunehmen. Was sie daraufhin gemacht hat, verschlug mir glatt die Sprache. Bis heute ziehe ich innerlich den Hut, wenn ich an diese Geburt denke.

Die Gebärende ist zielstrebig zum Seil gegangen und hat sich an das Seil gehängt. So weit so gut. Als aber die nächste Wehe kam, ist sie am Seil hängend in die Brücke gegangen, hat also den Oberkörper weit nach hinten gebeugt.

(Ich habe diese Position mehrfach in meinen Kursen vorgemacht, sie ist unglaublich anstrengend, auch ohne Wehen.)

Auch auf Nachfrage, wollte sie diese Position auf gar keinen Fall verändern. Also habe ich Ihren Mann hinter ihr postiert, um sie zu stützen und notfalls aufzufangen und habe mich selbst vor sie gestellt, um ihren Füßen Halt zu geben und gemeinsam mit ihr zu atmen. Die ganze Zeit habe ich überlegt, was die Wehende da eigentlich macht und plötzlich ist mir eingefallen, dass in einem sehr alten Geburtshilfebuch, das ich besitze, beschrieben ist, dass man eine Frau rücklings über

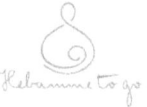

einen Tisch legen soll, wenn der Beckeneingang verengt ist und das Kind auf Grund dessen nicht in den Beckeneingang eintreten kann. Genial, genau diese Position hat die Frau instinktiv gewählt, um ihrem Baby mehr Raum zu verschaffen.

Das Baby war ziemlich genau nach drei Stunden geboren. Nachdem es in den Beckeneingang hineingefunden hatte, haben die kräftigen Wehen den Muttermund rasant eröffnet und das Kind zügig ans Licht der Welt geschoben. Diese Geburt war so kraftvoll wie ein mächtiger Wirbelsturm.

Ich wusste schon davor, dass es immer eine gute Idee ist, auf die Frauen zu hören und ihrem Instinkt zu vertrauen, aber diese Geburt war sehr eindrücklich für mich und hat mein Vertrauen weiter bestärkt. Seither liegt einer meiner Schwerpunkte in der Geburtsvorbereitung darauf, die Frauen immer wieder darin zu bestärken, ihrem Körper und Instinkt zu vertrauen und sich davon leiten zu lassen, unabhängig davon, ob es sich um die Schwangerschaft, die Geburt oder die Bedürfnisse des Kindes handelt.

Ich glaube fest daran, dass die Natur uns Frauen mit allem ausgestattet hat, was wir zum Gebären brauchen. Unser Körper ist ein Meisterwerk, der Prozess des Gebärens entspricht einer fein abgestimmten, wundervollen Komposition. Die Kinder

ihrerseits verfügen über eine unglaubliche intuitive Weisheit.

Ich möchte Dich daran erinnern, dass Dein Schöpfer/ die Natur/ das Universum Dich perfekt geschaffen hat, genauso wie Du bist. Du bist einmalig und einzigartig. Vertraue der Kraft in Dir. Verlasse Dich auf Deine Intuition. Höre auf die Signale Deines Körpers. Sei wild, stark und mutig!! Wenn es darauf ankommt, wirst Du über Dich hinaus wachsen!

KAPITEL 15: SCHÖNE GEBURT MAL ANDERS

„Das Leben ist bezaubernd, man muss es nur durch die richtige Brille sehen."

–Alexandre Dumas-

Hebammen gelten als absolute Gegner des Kaiserschnitts. Mit diesem Vorurteil möchte ich gerne aufräumen.

Es gab einige geburtshilfliche Situationen in denen ich außerordentlich glücklich war, dass wir heutzutage in der Lage sind, einen Kaiserschnitt mit überschaubarem Risiko für Mutter und Kind

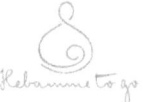

durchzuführen. Dies ermöglicht uns, Leben zu retten und großen Schaden für Mutter und Kind abzuwenden. Das sollten wir bei all den Diskussionen nie vergessen.

Ich bin kein Freund von Wunsch-Kaiserschnitten, wobei ich Wunsch-Kaiserschnitte im Großen und Ganzen für einen Mythos halte, stecken doch in der Regel eine begründete Indikation, Angst der Schwangeren, Verunsicherung der Eltern und mangelnde Informationen über den Ablauf, die Konsequenzen und die Risiken eines Kaiserschnitts hinter diesem sogenannten Wunsch.

An einem Samstag-Vormittag komme ich als zweite Hebamme zum Zwischendienst in den Gebärsaal. Zu dieser Zeit habe ich in der Schweiz in einem Beleg-Spital gearbeitet. Meine Kollegin bereitete eine Frau zum Kaiserschnitt vor (das ist der Vorzug eines Privat-Spitals, da wird ein geplanter Kaiserschnitt auch mal auf den Samstag gelegt). Ansonsten ist es ruhig im Gebärsaal.

Zu meiner Freude stellte ich fest, dass ich die Familie von der ersten Geburt kannte. Wir haben in der ersten Schwangerschaft gemeinsam Fotos für die Info-Broschüre des Krankenhauses gemacht. Das verbindet. Bei der ersten Geburt wurde ich dann als zweite Hebamme zur Unterstützung dazu gerufen, weil

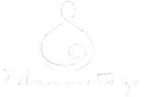

die Geburt in der Endphase nicht weiter voran schreiten wollte und nach langem hin und her wurde das Baby dann mit der Geburtszange unterstützt.

Die Familie hat sich nun beim zweiten Kind für einen geplanten Kaiserschnitt entschieden, weil die Eltern vermeiden wollten, dass es erneut zu einer Zangen-Geburt kommt.

Nach dem Kaiserschnitt kam meine Kollegin mit den Eltern und dem neuen Erdenbürger wieder in den Gebärsaal zur Überwachung. Als ich meiner Kollegin half, die frisch gebackene Mama frisch zu machen, bequem ins Bett zu lagern und beim Anlegen zu unterstützen, entwickelte sich ein sehr angenehmes Gespräch zwischen uns vier Menschen und wir beschlossen gemeinsam zu frühstücken. (Nein, das entspricht nicht den Regeln, aber manchmal muss man Regeln eben brechen)

Wir haben gemeinsam einen wunderbaren Vormittag verbracht, an dem wir das neue Leben begrüßt und gefeiert haben und uns als Menschen begegnet sind. Die Zeit verging wie im Fluge.

Ich habe selten einen so ruhigen, schönen und besinnlichen Dienst erlebt. Ich habe an diesem Tag erlebt, dass ein Kaiserschnitt ein wundervolles Ereignis sein kann.

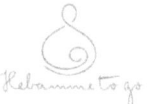

Egal, wie ein Mensch geboren wird, es ist der Geburtstag dieses Kindes und damit ein wundervolles und beglückendes Ereignis. Ich glaube es ist wichtig, diese Tatsache niemals aus den Augen zu verlieren, auch wenn die Geburt nicht den erwünschten Verlauf genommen hat. Einen Blick fürs Wesentliche zu entwickeln, kann eine unglaubliche Erleichterung auch in anderen Lebensbereichen darstellen und manchmal bekommt man sogar etwas Besseres als man erwartete hat, wenn man mit diesem offenen Blick fürs Wesentliche durchs Leben läuft.

Als Hebamme gilt meine oberste Priorität immer und zu allererst dem Leben und Wohlergehen von Mutter und Kind. Alle anderen Wünsche, Vorstellungen und Ideen müssen sich diesem Ziel unterordnen. Wenn es nach der Geburt Mutter und Kind gut geht, dann war es für mich ein guter Tag. Wenn die Geburt natürlich und gut verlaufen ist, dann war es ein phantastischer Tag. Wenn jetzt auch noch der Damm intakt geblieben ist und die Mama keine Naht hat, entspricht das noch der Kirsche auf dem Sahnehäubchen.

Sei offen für den Weg, den Deine Geburt mit diesem Kind nimmt. Gib alles, was Du in diesem Moment geben kannst. Spüre und kommuniziere Deine Bedürfnisse. Nimm den Geburtsverlauf an. Fokussiere

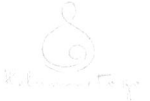

Dich auf das Wesentliche. Mehr kann niemand von Dir verlangen, auch Du selbst nicht!

„Nicht die Glücklichen sind dankbar. Es sind die Dankbaren, die glücklich sind."

–Francis Bacon-

KAPITEL 16: SCHAU DIR DEIN WUNDERSCHÖNES KIND AN

„Der größte Ruhm im Leben liegt nicht darin, nie zu fallen, sondern jedes Mal wieder aufzustehen."

-Nelson Mandela-

Ich habe vor einigen Jahren eine Geburt in einem Beleg-Spital begleitet. Die Gebärende wurde von ihrer Schwester begleitet, da der Ehemann auf Grund des kulturellen Hintergrundes nicht bei der Geburt anwesend sein wollte. Der anwesende Arzt hatte auch die Vorsorgeuntersuchungen vorgenommen, alles war unauffällig gewesen. Der Geburtsverlauf war zügig für das erste Kind und völlig reibungslos.

Gemeinsam freuten wir uns auf die bevorstehende Ankunft des Kindes. In dem Moment als das Kind mit

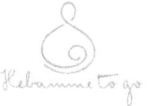

der letzten Wehe geboren wurde, realisierte ich zwei Dinge:

Dem Kind fehlte eine Hand und ein Fuß. Der Arzt wurde kalkweiß und sah aus, als würde er in Ohnmacht fallen.

Im ersten Moment war ich vom Donner gerührt. Wie kann einem so etwas im Ultraschall entgehen? Aber dann besann ich mich darauf, dass das im Moment gar keine Rolle spielte. Worum ging es? Um die Zukunft dieser Familie!

Der Erstkontakt zum Kind ist entscheidend für das Bonding zwischen Mutter und Kind. Ich entschloss mich also zum Angriff nach vorne. Ich hielt den frisch geborenen Jungen hoch, so dass die Mama das Kind von Kopf bis Fuß ganz ansehen konnte und sagte zu ihr: „Schau Dir Dein wunderschönes Kind an. Es ist perfekt, so wie sein Schöpfer es geschaffen hat. Deinem Kind fehlt eine Hand und ein Fuß, dafür finden wir eine gute Lösung!"

Und dann legte ich ihr das Kind zum Bonding auf die Brust.

Natürlich war die Mama überrumpelt und geschockt. Natürlich hat sie sich Sorgen gemacht, was das für Konsequenzen haben würde. Aber sie hielt ihr kleines Kind und wiegte es sanft im Arm. Der erste Schritt war gemacht.

Zu unserem Glück hatte ein besonders liebevoller Kinderarzt Dienst an diesem Tag, der sich auch noch gut mit Prothesen auskannte. Er hat sich das kleine Kerlchen angesehen und bis auf die fehlende Hand und den fehlenden Fuß war es kerngesund.

Liebevoll legte er den Kleinen nach der Untersuchung wieder in den Arm seiner Mama.

„Glauben Sie mir, das ist heutzutage kein Problem. Es gibt wunderbare Prothesen und Therapien. Ihr Kind wird keinerlei Nachteile haben im Leben. Bitte kommen Sie in meine Praxis, ich möchte Sie und ihren Sohn begleiten und ich kenne mich gut in diesem Gebiet aus."

Die Mutter daraufhin zuversichtlich Lächeln zu sehen, hat meine Augen feucht werden lassen. Es gibt sie eben doch, Engel, die unter uns weilen.

Das Leben ist nicht immer perfekt und es ist nicht immer wie wir es erwarten. Das Leben besteht zu 10% aus dem, was wir bekommen und zu 90% aus dem, was wir daraus machen. Wir haben nur ein Leben, aus meiner Sicht bedeutet das, wir sollten immer das Beste daraus machen. Wenn wir die Wahl haben, etwas von der positiven oder von der negativen Seite zu betrachten, dann sollten wir die positive Seite

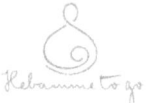

wählen. Es gibt immer einen Weg! Wenn wir mutig weitergehen, wird uns das Leben dafür belohnen.

Ich möchte Dir Mut machen, die Herausforderungen des Lebens anzunehmen und Deinen Weg zu finden. Gib niemals auf, manchmal stellt uns das Leben hart auf die Probe. Aber ich bin fest davon überzeugt, dass selbst aus Unglück etwas Gutes erwachsen kann. Dass sich manche Katastrophe am Ende sogar als Segen herausstellt. Sei mutig und stark!

KAPITEL 17: MAGISCHE HÄNDE

„Those who dont´t believe in magic will never find it."

–Roald Dahl-

In meinen Jahren als Hebamme an einem Beleg-Spital betreute ich ein entzückendes Paar bei der Geburt ihres ersten Kindes. Beides waren unglaublich große Menschen, ich fühlte mich (mit 1,73 cm) geradezu klein neben ihnen. Es sollte ein außergewöhnlicher Tag werden.

Zu meiner großen Freude wurde das Paar von einer meiner Lieblings-Ärztinnen betreut. (Es ist sicherlich

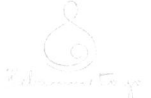

nicht politisch korrekt Lieblings-Ärztinnen zu haben, aber dennoch eine Tatsache.)

Die Geburt verlief sehr entspannt und ruhig. Leider wollte ab einem Muttermund von 6 cm und einem Köpfchen tief im Beckeneingang nichts mehr vorwärts gehen. Geburtsstillstand!

Die nächsten Stunden versuchten wir unser gesamtes Repertoire rauf und runter. Atemmuster, Positionen, Becken bewegen, Badewanne, noch mehr Becken bewegen mit Massage, asymmetrische Positionen, Entspannung, Nadeln, Kügelchen usw. bis wir am Ende noch den letzten Joker eine PDA in Angriff genommen haben Das Baby war ein Sternchengucker, es hatte sich also in die falsche Richtung gedreht. Mit der PDA kamen wir dem Ziel näher, der Muttermund eröffnete sich vollständig, aber der Kopf war weiterhin zu hoch im Becken. Also nochmal das Programm mit verschiedenen Lagerungen. Die Gebärende war sehr tapfer und hat alles fleißig und ohne zu murren mitgemacht. Ihr Mann hat sie liebevoll unterstützt und motiviert.

Leider wollte das Kindlein so gar nicht kooperativ sein. Zudem war das geschätzte Geburtsgewicht des Kindes bei ca. 4500 g, das macht die Sache nicht eben leichter.

Zu diesem Zeitpunkt kam die Ärztin zur Visite. Ich berichtete ihr von unserer gemeinsamen Arbeit der

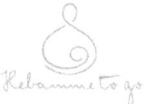

letzten Stunden und dem Umstand, dass das Baby nach wie vor als Sternchengucker im Beckeneingang wartete, ohne irgendwelche Anzeichen zu machen, sich vom Fleck zu bewegen, obwohl wir alles ausprobiert hätten. Daraufhin dachte die Ärztin einen Moment nach und kam zum Schluss, dass wir geburtshilflich alle Optionen ausgeschöpft hatten. Aber sie hatte eine Idee. Sie erzählte mir, dass der werdende Papa Heiler sei und „Energiesachen" mit seinen Händen machen könne, möglicherweise könne er ja etwas bewirken.

Gesagt, getan. Wir sind also zu dem Paar in den Gebärsaal zurückgegangen und haben ihnen erklärt, dass wir von unserer Seite her alles getan haben, um diese Geburt zu ermöglichen. Auch die Mutter habe vorbildlich alles mitgemacht, was wir empfohlen haben. Nun sei es aber notwendig, dass das Kind sich drehe, so dass es mit der Nase nach hinten zur Wirbelsäule der Mama schaue. Wir baten den Vater mit seinen Heiler-Fähigkeiten und seiner Energie-Arbeit dem Kind beim Drehen zu helfen. Dafür gaben wir dem Paar eine Stunde ungestörte Zeit.

Auf dem Weg nach draußen sagte die Ärztin zu mir: „Hast Du seine Hände gesehen? Das sind magische Hände!" Zugegebenermaßen hatte er sehr schöne Hände, ob sie nun magische Fähigkeiten hatten, sollte sich erst noch herausstellen.

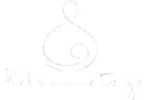

Wir waren sehr gespannt als wir uns nach Ablauf der Stunde wieder auf den Weg zurück in den Gebärsaal machten. Wir waren tatsächlich ganz aufgeregt, wie zwei Kinder an Weihnachten.

Glaub es, oder glaub es nicht, als wir die Gebärende untersuchten, hatte sich das Baby tatsächlich gedreht und war mittlerweile durch das Becken bis auf den Beckenboden gewandert. Wir haben uns unglaublich mit dem Paar gefreut. Allerdings stand uns noch ein hartes Stück Arbeit bevor. Es sollte eine weitere Stunde dauern bis ein gesundes und munteres Mädchen mit einem Geburtsgewicht von sage und schreibe 4950 g das Licht der Welt erblicken sollte.

Ich bekomme noch heute Gänsehaut, wenn ich an diese Geschichte denke. Meine unglaublich weise Großmutter, die mittlerweile 96 Jahre alt ist, hat immer zu mir gesagt: „Zwischen Himmel und Erde gibt es noch so viel mehr, als das, was wir verstehen."

Aus meiner Sicht ist Leben Magie, also ist auch Geburt Magie. Es ist die Magie, die allem Lebendigen innewohnt, die Magie der Natur, die uns umgibt. Daran teilzuhaben beseelt mich. Die Faszination, die das Leben selbst darstellt und die sich in den Vorgängen von Schwangerschaft, Geburt, der Entwicklung eines Menschen, Stillen & Liebe entfaltet, lässt bei mir nie nach. Deshalb bin ich Hebamme mit Herz und Seele. Nach meinen ersten Geburten, die ich selbst leiten

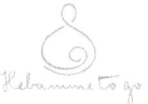

durfte, in denen das Kind zuallererst in meine Hände geboren wurde, habe ich noch tagelang meine Hände angeschaut, weil ich dieses Wunder kaum fassen konnte.

Sei Dir bewusst, dass Du bei der Geburt Deines Kindes Teil dieses Wunders bist. Öffne Dein Herz für diese Magie und für die Liebe. Begegne dieser Erfahrung mit Achtsamkeit und Du wirst daran wachsen. Für mich spielt dabei keine Rolle, wie Dein Kind schlussendlich geboren wird. Die Geburt selbst ist das Wunder, der Weg dahin und das Kind. Ich wünsche allen Menschen von Herzen, dass sie diese tiefe und berührende Erfahrung machen können.

„Keep calm and trust in magic!"

KAPITEL 18: ICH HATTE JETZT ZWEI WEHEN

„Stell´ Dir etwas vor, und Du wirst es erreichen. Träume davon, und Du wirst dazu werden. Vertraue Dir selbst, denn Du weißt mehr als Du glaubst."

–unbekannt–

Als Geburtshaus-Hebamme habe ich eine junge Schwangere betreut, die ihr erstes Kind erwartete. Sie

war insgesamt eher unsicher und ängstlich in der Vorsorge.

Als ich Dienst hatte, schellte nachts um drei Uhr das Telefon, eben jene Schwangere am Apparat. „Hallo Nadine, ich hatte jetzt zwei Wehen im Abstand von 20 min, ich möchte jetzt zur Geburt ins Geburtshaus kommen!"

Oh. Erstgebärende. Zwei Wehen. Das kann noch Stunden dauern. Es ist nicht mal sicher, ob die Geburt tatsächlich angefangen hat oder die Gebärmutter möglicherweise nur ein wenig übt.

„Möchtest Du vielleicht erstmal in die Badewanne und schauen, was passiert?"

„Nein, ich möchte jetzt ins Geburtshaus!"

„OK!"

Ich schlafe wirklich gerne und ich sah meine Felle für diese Nacht davonschwimmen. Ich hatte auch nicht allzu viel Hoffnung, dass diese Geburt zügig stattfinden würde, aber am Ende sollte man immer auf die Schwangeren hören und im Zweifelsfall könnte ich ja auch im Geburtshaus nochmal ein bis zwei Stunden auf dem Sofa dösen.

Als die Gebärende eine halbe Stunde später freudestrahlend und völlig unbekümmert im

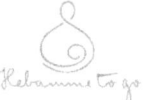

Geburtshaus ankam, fragte ich sie, wieviele Wehen sie seit unserem Telefonat gespürt hat. „Zwei."

Das wirklich Erstaunliche war, dass, sobald sie das Geburtshaus betreten hatte und mit beiden Füßen auf Geburtshaus-Boden stand, die Wehen im Rhythmus von drei Minuten kamen. Das hatte ich bis dahin noch nie erlebt, zeigt aber wie machtvoll unser Unterbewusstsein arbeitet.

Die Wehen nahmen dann kontinuierlich zu und bald schon war die Gebärende in intensiver Geburtsarbeit. Ich freute mich sehr, war ich doch nicht umsonst aufgestanden.

Das Kind wurde drei Stunden später sehr kraftvoll in der Badewanne geboren. Die Geburt war knackig, intensiv und rasant verlaufen.

Diese Geburt hat mich zum wiederholten Male darin bestärkt auf das Gefühl der Frauen zu vertrauen. Es hat mich sehr froh gestimmt, dass diese eher unsichere und ängstliche junge Frau so selbstbewusst zu ihrer Körperwahrnehmung stehen konnte und ganz klar gesagt hat, was sie braucht. Sie hat sich mit ihrer Geburt von einem schüchternen Mädchen zu einer selbstbewussten jungen Frau entwickelt, die für sich und ihr Kind einsteht. Was kann ich mir als Hebamme

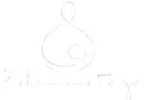

mehr wünschen, als eine solche Transformation zu begleiten?!

Ich persönlich glaube, dass wir zur Frau heranreifen, wenn wir Mutter werden und zum Mann, wenn wir Vater werden. Kinder zu bekommen, bedeutet Verantwortung für einen anderen Menschen zu übernehmen. Das ist sicherlich nicht der einzige Weg Reife zu erlangen, aber es ist ein sehr kraftvoller Weg.

Das ist eine Herausforderung auf unserem Lebensweg, die nicht immer einfach zu meistern ist. Aber wenn wir uns darauf einlassen und bestehen, verbinden wir uns mit unserer inneren Kraft und unseren Werten, dies lässt uns wachsen. Aus meiner Sicht sind Wachstum, Lernen und Entwicklung maßgebliche Anteile des Lebens-Sinnes. Jeder von uns hat die Aufgabe seine Talente und Gaben zur Entfaltung zu bringen und zur besten Version seiner selbst zu werden. Für sich, für seine Kinder und für die Welt!

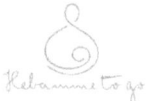

„Glück ist, wenn der Verstand tanzt, das Herz atmet und die Augen lieben."

Hier kommt jetzt also die Geschichte wie mein Sohn Joel zur Welt gekommen ist. Joel ist mein erstes Kind. Die Schwangerschaft verlief blendend, ich hatte keinerlei Beschwerden und fühlte mich rundum pudelwohl. Die Geburt meines Sohnes dauerte ab dem Moment regelmäßiger Wehentätigkeit drei Stunden. Er kam, sah und siegte.

Nach der Geburt lag ich glücklich und zufrieden mit dem kleinen Schatz auf dem Bett. Nach ungefähr einer Stunde fing ich an, mich zu wundern, dass er keinerlei Anzeichen machte an die Brust zu wollen. Auch der Versuch ihn auf gut Glück anzulegen scheiterte. Seine Hautfarbe wurde zunehmend fahler und er war auch sehr verschlafen.

Genau in dem Moment als ich meine Hebamme, eine gute Freundin, bitten wollte nach ihm zu sehen, kam sie schon mit dem Pulsoxymeter zur Messung der Sauerstoffsättigung herein. Ja, auch Hebammen verfügen über Intuition und manchmal fast telepathische Fähigkeiten.

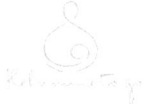

Die Messung bestätigte unseren Verdacht, irgendwas war mit meinem Sohn nicht ok. Der herbeigerufene Kinderarzt hat Joel sicherheitshalber zur Überwachung auf die Intensivstation mitgenommen. Zu diesem Zeitpunkt war er etwa 2 Stunden alt. Noch war ich relativ gelassen, ich ging davon aus, dass er eine Anpassungsstörung hat und nach einigen Stunden päppeln wieder fit und munter sein würde.

Leider kam es anders. Als ich meinen kleinen Spatz drei Stunden später auf der Intensivstation besuchen durfte, ging es ihm sehr schlecht. Er hatte eine Neugeborenen-Infektion, die mit zwei verschiedenen Antibiotika behandelt wurde. Zudem bereiteten uns die Ärzte darauf vor, dass er möglicherweise sogar beatmet werden müsse. In diesem Moment brach für mich die Welt zusammen. Ich sah mein kleines Kind im Inkubator, er hatte überall Kabel und Schläuche und sah so winzig und zerbrechlich aus. Es war offensichtlich, dass es ihm sehr schlecht ging. Und in diesem Moment habe ich gedacht: „Oh Gott, mein Kind stirbt…bitte alles, nur nicht das!"

Ich bin kein gläubiger Mensch, aber in diesem Moment habe ich inbrünstig zu allen guten Mächten gebetet, dass mein Baby wieder gesund wird. Ich wäre bereit gewesen jeden Preis dafür zu bezahlen, ich hätte ohne zu zögern mein eigenes Leben gegeben, um mein Kind zu beschützen.

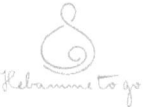

Dieser Tag war gleichzeitig einer der besten in meinem Leben, weil mein wundervoller Sohn zur Welt gekommen ist und die Geburt so phantastisch verlaufen ist und gleichzeitig der schrecklichste Tag meines Lebens. Diese Spanne war fast nicht auszuhalten.

Wir hatten Glück und unsere Gebete wurden erhört. Mein Sohn hat sich ca.12 Stunden nach Beginn der Antibiose deutlich stabilisiert. Wir waren unglaublich erleichtert über die Fortschritte, die Joel machte, auf der anderen Seite hat mich die Trennung von meinem Kind fast wahnsinnig gemacht. Hinzu kamen miserables Essen, zu wenig Schlaf (regelmäßige Besuche bei Joel Tag und Nacht zum Stillen, ein sehr häufig und lange schreiendes Kind, Abpumpen, immer in Rufbereitschaft) und zu viel Besuch.

Ich bin den Ärzten und Krankenschwestern unendlich und aus tiefstem Herzen dankbar dafür, dass sie meinem Sohn das Leben gerettet haben. Aber je nachdem wer gerade da war, konnte es zwischenmenschlich auch ganz schön schwierig werden, wenn verschiedene Ansichten aufeinander geprallt sind.

Nach acht Tagen war ich ein Wrack und wenn ich in meinem Leben jemals an dem Punkt stand ein Burnout zu entwickeln, dann war es definitiv in diesen acht Tagen. Was hat mich gehalten? Tunnelblick!! Ich

habe mich nur noch darauf fokussiert, dass es meinem Sohn mit jedem Tag besser geht, dass ich für ihn alles ertragen kann und dass wir bald nach Hause dürfen und dann würde alles besser werden.

Als wir endlich mit unserem Baby Heim gehen durften, war ich unendlich erleichtert und dankbar.

Wir haben lange gebraucht, um uns von dieser Erfahrung zu erholen. Zum einen hat es mein Vertrauen in die Natur zutiefst erschüttert. Mein Sohn hätte ohne umgehende medizinische Unterstützung nicht überlebt. Zum anderen hat es mir eine riesige Verlustangst beschert; ich habe lange gebraucht, um diese Angst auf ein erträgliches Maß zu reduzieren. Mein Sohn hat die ersten drei Monate sehr viel geschrien und war praktisch nur im Körperkontakt und im Tragetuch zufrieden, ich denke er hatte viel zu verarbeiten. Nachdem diese ersten drei Monate überstanden waren, hatte er ein sehr sonniges Gemüt, das er sich glücklicherweise bis heute erhalten hat.

Ich habe aus dieser Erfahrung mitgenommen, dass einen manchmal nur noch die Hoffnung trägt und dass man viel mehr aushält, als man sich jemals vorstellen konnte. Auch durfte ich am eigenen Leib spüren, dass auf großes Leid oft großes Glück und Dankbarkeit folgt.

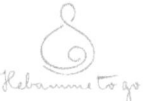

Manchmal braucht man Hilfe, um mit so einem Erlebnis umzugehen. Dafür gibt es viele verschiedene Möglichkeiten: Manchmal hilft ein Gespräch, auch Hypnose kann ein Weg sein oder psychologische Unterstützung. Ich denke, jeder muss seinen eigenen Weg finden, aber wir sollten um Hilfe bitten, wenn wir nicht alleine zu Recht kommen.

Ich arbeite sehr häufig mit Frauen (manchmal auch mit Vätern) nach schwierigen Geburtserlebnissen. Diese Arbeit ist für mich beglückend und bereichernd, weil es mich so froh macht, zu sehen, wie erleichtert diese Frauen nach unserer gemeinsamen Arbeit sind. Manchmal ist es, als hätte man eine tonnenschwere Last von ihren Schultern genommen.

Ich möchte Dir mitgeben, dass es nicht immer einfach sein wird, ein Kind/ Kinder zu haben. Das Leben mit Kindern wird von kleineren und größeren Katastrophen begleitet und kann mitunter sehr anstrengend sein. Aber es lohnt sich, denn Kinder sind das Unglaublichste überhaupt auf dieser Welt. Sie bereichern uns, schenken Liebe und Freude, machen uns stolz, sind wunderbare Lehrmeister, sind witzig und unbeschwert, haben Ideen und glauben an Wunder...es ist phantastisch. Sie lassen unseren Verstand tanzen!

Immer wenn Du Zweifel hast, schaue Dein wundervolles Kind an. Für dieses Wesen schaffst Du

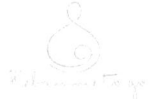

alles. Sei stark und mutig. Kämpfe für Dein Kind wie eine Löwin oder ein Löwe. Hab vertrauen in Dein Kind. In seine Fähigkeiten und seine Kraft.

Lebe mit der Ungewissheit. Wir alle wissen nicht, was morgen kommt. Alles was wir mit Gewissheit haben ist das Hier und Jetzt.

„Heute ist das Morgen, über das ich mir gestern den Kopf zerbrochen habe" das ist ein sehr passendes Zitat, der Verfasser ist unbekannt.

Was all die Entscheidungen anbelangt, die wir für unsere Kinder treffen, so kann ich nur empfehlen, sich ausreichend zu informieren und dann so zu entscheiden, dass man ein gutes Bauchgefühl hat. Ich höre mir manchmal die Empfehlungen ausgewählter Mitmenschen an, entscheide aber frei, ob ich es so oder anders machen möchte. Am Ende trage ich die Konsequenzen zusammen mit meinen Kindern, also entscheide ich (mittlerweile häufig gemeinsam mit meinen Kindern).

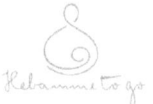

„Zwei Dinge sollen Kinder von Ihren Eltern bekommen: Wurzeln und Flügel."

–Johann Wolfgang von Goethe–

Ich habe ein Paar nach der Geburt ihres ersten Kindes im Wochenbett betreut. Beides waren selbstständige Ingenieure. Das Paar war bei mir im Wochenend-Paar-Kurs zur Vorbereitung gewesen. Sie waren beide rundum interessiert und haben rege am Kurs teilgenommen. Als wir zum Thema Tragetuch kamen, zeigte sich, dass die beiden unterschiedlicher Meinung bezüglich des Tuches waren. Die Mama war sehr angetan von der Idee, dass Kleine im Tragetuch zu tragen, der Papa war (wie viele Männer) eher für eine Bauchtrage mit Schnallen und Gurten.

Als ich nun zum Wochenbettbesuch kam, öffnete mir die frisch gebackene Mama die Türe und als ich ins Wohnzimmer trat, entdeckte ich den Papa…..mit der kleinen Maus im Tragetuch! Ich äußerte schmunzelnd mein Erstaunen darüber, dass er die Kleinen im „umständlichen" Tragetuch hatte. Daraufhin erzählte mir die Mama: „Weißt Du Nadine, ich habe ihm die Kleine einmal mit dem Tragetuch an den Körper gebunden, seither bekomme ich sie gar nicht mehr ins

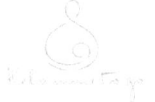

Tragetuch. Der Papa findet es so schön mit der Kleinen, dass er sie immer selbst tragen möchte. Naja, dann habe ich wenigstens Pausen und er bringt sie mir wieder zum Stillen."

Das erlebe ich relativ häufig in Bezug auf das Tragetuch. Es erscheint den Leuten kompliziert, umständlich und altmodisch. Wenn wir aber einmal gemeinsam das Tragetuch gebunden haben, sie merken wie simpel die Bindetechnik eigentlich ist und wie schön es ist, sein Baby so nahe bei sich zu haben und dennoch die Hände frei zu haben, um andere Dinge zu tun, dann sind die meisten Eltern Tragetuch-Fans.

Ich habe es geliebt meine beiden Kinder im Tragetuch bei mir zu haben. Es hat mir unglaublich viel Freiheit geschenkt, Dinge zu tun, ohne meinen Kindern den Körperkontakt „vorzuenthalten". Mein Sohn hat die ersten drei Monate sehr viel geweint, das Tragetuch hat uns beide gerettet. Sobald er satt im Tragetuch war, hat er sich wohl gefühlt und hat geschlafen wie ein Murmeltier. Ich habe mit Baby im Tragetuch praktisch alles gemacht, außer Autofahren und Duschen. Ich habe so gekocht und gegessen, geputzt, war auf der Toilette, habe im Sessel geschlafen, gelesen und telefoniert, war so zu Besuch und shoppen, spazieren und im Museum etc.

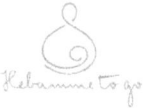

Ich möchte Dich für das Tragetuch (oder eine andere Tragevariante) neugierig machen. Babys brauchen Körperkontakt. Sie sind von Natur aus Traglinge nicht „Lieglinge", es entspricht also ihrem Wesen, dass sie getragen werden möchten. Sie lernen sehr viel über Bewegung und Sprache, wenn sie ihre Eltern im Alltag begleiten dürfen. Natürlich unterstützt der Körperkontakt auch die Bindung und das Gefühl von Geborgenheit und Sicherheit. Für Deinen Rücken und Dein Freiheitsgefühl ist das Tragetuch ebenfalls ein großer Zugewinn. Lass Dich von Deiner Hebamme oder einer Trageberaterin zu den verschiedenen Tragevarianten beraten. Einige Internet-Anbieter bieten mittlerweile auch Test-Sets mit 4-5 verschiedenen Tragevarianten zu fairen Preisen an, so kannst Du gemeinsam mit Deinem Baby ausprobieren, was für Euch am besten funktioniert.

„Frag Dich nicht, was richtig ist, sondern frag Dich, was Du fühlst. Hör auf zu fragen, ob Du kannst, sondern frag Dich, ob Du willst."

–Julia Engelmann-

„Die höchste Form des Glücks ist das Leben mit einem gewissen Maß an Verrücktheit!"

–Erasmus von Rotterdam-

Vor einigen Jahren habe ich eine Familie betreut, die Ihr zweites Kind in der 26. SSW, also eine sehr frühe Frühgeburt, bekommen hat. Die Mama, eine Thailänderin, ist ein sehr optimistischer und pragmatischer Mensch. Sie hat es stets geschafft mich zum Lächeln zu bringen, alleine weil sie so positiv dem Leben gegenüber eingestellt ist.

Eines Tages, als ich schon etwas abgekämpft bei ihr zu Besuch war, hat sie mir folgendes erklärt: „Nadine, Ihr Deutschen arbeitet immer so hart, um dann zwei oder drei Wochen Ferien zu machen. In Thailand arbeiten wir jeden Tag, gönnen uns aber auch jeden Tag einige Stunden Urlaub, deshalb müssen wir nicht extra in die Ferien fahren."

Dieser Satz ist mir geblieben und ich bemühe mich sehr ihn in die Tat umzusetzen, was für einen Workaholic gar nicht so leicht ist. Aber zumindest gemeinsam mit meinen Kindern gelingt es mir.

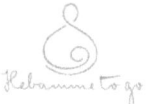

Zurück zur eigentlichen Geschichte. Da der kleine Junge bis etwa zum Geburtstermin, also ca. 14 Wochen in der Kinderklinik würde bleiben müssen und die Familie schon ein Mädchen im Kindergartenalter hatte, war klar, dass die Mama Zuhause gebraucht wird und nicht die ganze Zeit in der Klinik beim Kleinen sein konnte.

Die Eltern sind also jeden Tag in die Klinik zu Besuch gefahren und die Mama hat regelmäßig Zuhause gepumpt und die Muttermilch in die Klinik gebracht. Sie hatte wunderbar viel Milch und auch schon einen Vorrat in der Tiefkühltruhe angelegt.

Ihre ruhige und optimistische Art hat mich sehr berührt, hatte sie doch ein so frühes Frühchen, mit den damit verbundenen Sorgen und Nöten. Erfreulicherweise hat sich der tapfere kleine Schatz prächtig entwickelt und täglich Fortschritte gemacht.

Als endlich die Entlassung des Kleinen anstand, erklärte mir die Mama in ihrer unbekümmerten Art, dass sie die Michpumpe am nächsten Tag abgeben würde und dann ihren Sohn aus der Klinik Heim holen würde. Da der Kleine dann ja endlich Zuhause sei, würde sie ihn ab dem Moment einfach voll stillen. Dazu muss man noch wissen, dass der Kleine in der Klinik nur einige wenige Male an der Brust war und ansonsten die Muttermilch anfangs durch die Magensonde und später aus der Flasche bekommen

hatte. De Facto war also die Stillerfahrung dieses Kindes gleich Null.

Ich dachte: „Oh wow, das ist ein ambitioniertes Ziel für ein Kind, das praktisch keine Stillerfahrung hat und so lange nur die Flasche bekommen hat, ich habe große Zweifel, dass das so reibungslos funktioniert…."

Gesagt habe ich: „Prima, dass Du ein so großes Vertrauen in das Stillen und Dein Kind hast und Deine Milchproduktion ist Weltklasse. Das sind die besten Voraussetzungen für ein erfolgreiches Stillen. Ich wäre aber froh, wenn Du die Milchpumpe diese Woche mal noch im Schrank behältst, nur für alle Fälle." Für sie war das in Ordnung so.

Ich war schon sehr gespannt auf meinen nächsten Hausbesuch und das Stillen zwei Tage später. Und siehe da, eine glückliche Familie, endlich alle beieinander, hat mich empfangen. Und das allerbeste, das Stillen hat völlig einwandfrei geklappt und das Kindlein hat zugenommen wie ein kleiner Buddha.

Ich habe mich so gefreut über diesen Erfolg und mal wieder eine Lektion gelernt. Die innere Einstellung ist maßgeblich für den Erfolg. Das schwierige an der inneren Einstellung ist, dass sie wahrhaftig sein muss, wir können es uns nicht einfach nur einreden. Aber wir können etwas tun, um eine positive und optimistische

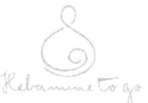

Grundeinstellung zu haben. Erinnerst Du Dich an das Glückstagebuch? Das ist eine Möglichkeit. Eine andere Möglichkeit ist, sich mit Erfolgsgeschichten zu beschäftigen und nicht mit Katastrophen, Misserfolgen und Leid.

Ich weiß auch, dass diese Dinge zum Leben gehören, die Frage ist aber, kreisen wir inhaltlich immer um die Dinge, die schief gehen können oder konzentrieren wir uns auf das, was gut laufen kann?!

Ich bitte alle meine Eltern nach Möglichkeit nicht zu googeln, weil es zwar ein hilfreiches Informations-Instrument sein kann, aber leider meistens ein Sammelsurium an schrecklichen Katastrophen offenbart. Ich habe manchmal das Gefühl, dass die Leute glauben, die einfachen und guten Geschichten lohnen das Aufschreiben gar nicht, wohingegen die Schreckensgeschichten gerne auch noch etwas ausgeschmückt werden dürfen. (Nein, das gilt nicht für alle, aber für einige bis viele)

Wenn Dir also jemand eine Horrorgeschichte erzählen möchte, sag STOP!

Wenn Dir aber jemand erzählen möchte wie gut die Schwangerschaft verlaufen ist, wie wunderschön und natürlich die Geburt geklappt hat und wie wundervoll das Leben mit einem Baby oder Kind ist und wie natürlich und einfach das Stillen klappt, dann ist es an der Zeit die Ohren zu spitzen.

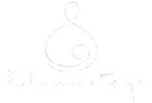

Ähnlich bestärkend sind Stillgruppen (auch schon in der Schwangerschaft), Belly-Cafés, Still-Kurse, Familienzentren, Geburtsvorbereitungskurse etc.

„Dort wo die Gedanken hingehen, folgt die Energie!"

Ich möchte Dir anbieten Fehler als hilfreiches und notwendiges Feedback anzusehen. Anstatt sich selbst „eins auf die Mütze zu geben", weil man einen Fehler gemacht hat, macht es viel mehr Sinn herauszufinden, wie man es beim nächsten Mal besser machen kann.

Finde

Eine

Hilfreiche

Lehre

Erkenntnis

Ressource

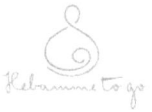

„Mit einer Kindheit voll Liebe kann man ein ganzes Leben haushalten."

-Jean Paul-

Zu meiner Zeit als Hebammen-Schülerin, hatte ich einen Einsatz in einem etwas kleineren Krankenhaus. In einem Frühdienst begleitete ich ein Paar zu einem geplanten Kaiserschnitt.

Zur damaligen Zeit war es so, dass die Neugeborenen nach einem Kaiserschnitt kein Bonding bei ihrer Mama direkt nach der Geburt machen konnten (und leider hat sich das auch nach wie vor nicht in allen Kliniken etabliert).

Nachdem das Kind geboren war und die Mama es begrüßt hatte, haben wir den Papa und das kleine Mädchen mit in den Kreißsaal genommen, so dass der Papa mit dem Baby Bonding machen konnte.

Dieser Papa war sehr gut informiert. Er riss sich buchstäblich schon auf dem Flur das T-Shirt vom Leib, hechtete auf das Bett und sagte mit weit ausgestreckten Armen: „Gebt sie mir, gebt sie mir, ich will mein kleines Mädchen spüren."

Es zaubert mir heute noch ein Lächeln auf die Lippen, wenn ich daran denke wie liebevoll und zärtlich er sein kleines Kind in die Arme geschlossen hat. Er schnupperte an ihr und stellte dann fest: „Sie riecht ja nach Blut...wieso riecht sie denn nach Blut?"

Obwohl Blut einen charakteristischen Geruch hat, erkennen ihn die meisten Menschen nicht, weil sie in der Regel nicht mit größeren Blutmengen zu tun haben.

Mit einigem Erstaunen wollten wir also wissen, woher er den wisse wie Blut riecht. „Ich bin Jäger." „Ach so..."

Ja, Kinder riechen nach der Geburt nach Blut und Fruchtwasser, das ist völlig normal. Wir trocknen die Kleinen nach der Geburt gut ab, so dass keine größeren Blutmengen am Kind verbleiben, also keine Sorge.

Ich habe als Hebamme immer wieder Freude daran zu sehen, wenn ein Kind mit viel Liebe und freudiger Spannung erwartet wird, so dass die Eltern es gar nicht abwarten können, ihr Baby endlich zu berühren. Das ist der Empfang, den ich mir für jedes Kind wünsche.

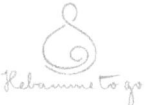

Nach einer natürlichen Geburt hat es sich mittlerweile durchgesetzt, dass Babys für zwei Stunden bei der Mami Bonding machen, leider werden sie auch dafür meist schon angezogen.

Ich persönlich finde es unglaublich wichtig (und darf mich dabei auf wissenschaftliche Studien stützen). Bonding macht man nackig Haut auf Haut, maximal eine Windel für das Kind. Dieser direkte Hautkontakt führt zu einer deutlich höheren Ausschüttung körpereigener Botenstoffe, die eine direkte positive Wirkung auf Mutter und Kind haben (raschere Bindung, bessere Anpassung des Kindes an die neuen Lebensumstände: ruhigere Atmung und Herzfrequenz, besserer Blutzucker, konstanterer Wärmehaushalt, besserer Stillstart, stabilerer Kreislauf der Mutter, weniger Schmerzmittelbedarf nach Kaiserschnitt, um nur einige Parameter zu nennen).

Bonding sollte so schnell wie möglich nach der Geburt erfolgen, auch bei Kaiserschnitt schon direkt im OP. Es gibt mittlerweile einige Kliniken, die das erfolgreich und problemlos umgesetzt haben. Ich habe in einer solchen Klinik gearbeitet, als diese Umstellung im Jahr 2009 stattgefunden hat. Dabei hatte einer unserer Kinderärzte eine tragende Rolle:

„Lieber Dr. Lüdin, falls Sie das hier jemals lesen: Vielen Dank für Ihr Vertrauen, Ihren Einsatz und Ihre Kompromisslosigkeit beim Einführen des Bondings.

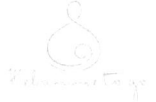

Ich bin so dankbar für diese Erfahrung! Ich bin so dankbar für all die Eltern und Babys, denen Sie das Bonding bis heute ermöglicht haben! Ich habe Ihre Herzensangelegenheit zu meiner gemacht und verbreite die Idee und die Wirkung von Bonding, wo ich kann! Chapeau!"

Es war zwar eine Umstellung der Arbeitsabläufe in der Klinik notwendig, aber es war gut machbar. Suche eine solche Klinik oder fordere Bonding auch nach Kaiserschnitt in Deiner Geburtsklinik ein.

Das Bonding sollte nicht nur zwei Stunden dauern, sondern den ganzen ersten Tag. Mama und Papa dürfen sich dabei selbstverständlich abwechseln. Auch darüber hinaus kann, darf und soll man immer wieder Re-Bonding machen in den nächsten Tagen, Wochen und Monaten. Dies fördert eine starke Bindung zwischen Eltern und Kind, reduziert Stillprobleme, entspannt die Kinder, fördert ihre Gesundheit und Entwicklung und ist für alle Beteiligten wunderschön.

Du darfst Dein Baby berühren, kuscheln und bei Dir haben. Man kann ein Baby nicht mit Liebe verwöhnen. Folge Deinem Instinkt und vertraue Deinem Bauchgefühl. Mache Bonding, nimm Dein Kind ins Tragetuch und behalte es immer in Deiner Nähe.

Du wirst viele Ratschläge und Empfehlungen von Großeltern, Freunden, Bekannten und manchmal auch Fremden bekommen. Wenn es um Babys und Kinder

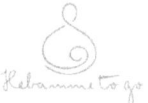

geht, haben viele das Gefühl, ihre Meinung kundtun zu müssen und die einzig richtige Wahrheit zu verkünden.

Lass Dich nicht davon beeindrucken! Du bist die Mama! Du bist der Papa! Die Eltern sind diejenigen, die entscheiden, wie das Kind aufwächst und erzogen wird.

Ich sage bestimmt nicht, dass man einen guten Rat nicht annehmen soll. Aber ich sage definitiv: Prüfe alle Ratschläge mit Deinem eigenen Menschenverstand und entscheide mit Deinem Bauchgefühl!! Sollten die Ratschläge als Dauer-Hagel auf Dich nieder prasseln, darfst Du „STOP!" sagen. Niemand hat das Recht, einem anderen ungefragt Ratschläge zu erteilen, das ist sehr übergriffig und grenzüberschreitend.

In meinen Kursen pflege ich zu sagen: „Der Unterschied zwischen einem Hirn-Träger und einem Hirn-Benutzer, liegt im Nutzen des Menschenverstandes!! Also bitte schaltet Euer Hirn ein!"

Wieso ist das so wichtig? Weil Du, gemeinsam mit Deinem Kind, die Konsequenzen aller Entscheidungen tragen wirst. Keiner Deiner Berater muss diese Konsequenzen (er-)tragen. Fühlt es sich dann nicht besser an, mit Deinen Entscheidungen auch zufrieden zu sein? Ist es dann nicht gut zu wissen, dass Du Dich ausreichend informiert hast, anstatt eine andere Meinung ungeprüft zu übernehmen?

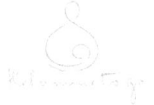

Ich frage mich bei allen wichtigen Entscheidungen, die ich treffe: „Bist Du mit dieser Entscheidung auch dann noch zufrieden, wenn das Ergebnis nicht nach Wunsch ausfällt, wenn es schief geht?" Auf diese Frage sollte die Antwort dann „JA!" lauten. Wir wissen nie, was passiert oder wie sich eine Entscheidung schlussendlich auswirken wird. Aber wir wissen, ob wir uns die Mühe gemacht haben, ausreichend Informationen einzuholen, verschiedene kompetente Meinungen anzuhören und ob wir Hier und Jetzt ein gutes Gefühl mit unserer Entscheidung haben. Das Hier und Jetzt mit all unseren Erfahrungen ist alles, was wir haben. Die Zukunft breitet sich erst vor uns aus.

Das hört sich anstrengend an? Ja, das ist es!! Aber es wird mit der Zeit einfacher, weil wir Vertrauen in uns selbst entwickeln und unsere Kinder jeden Tag besser kennenlernen. Eltern sind die kompetentesten Spezialisten für ihre Kinder. Vergiss das bitte nie!! (Beispiel: Der Kinderarzt ist der Spezialist für Kinderkrankheiten und stellt Diagnosen und rät zu einer Therapie. Das ändert aber nichts daran, dass Du der Spezialist für Dein Kind bist und am besten einschätzen kannst, wie es Deinem Kind mit der Erkrankung geht, wie der Heilungsprozess verläuft, ob die Therapie anschlägt, wieviel Du Deinem Kind in dieser Zeit zumuten kannst usw.)

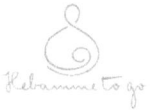

„Liebe ist Verantwortung eines Ich für ein Du."

–Martin Buber-

KAPITEL 23: ABFALLENDE BRUSTWARZEN

„Da es sehr förderlich für die Gesundheit ist, habe ich beschlossen, glücklich zu sein!"

–Voltaire-

Die Geschichte der nächsten reizenden Dame hat mich gleichzeitig sehr berührt, weil sie mit einem meiner eigenen Mama-Anteil in Resonanz war und auf der anderen Seite zeigt diese Geschichte wie wenig es manchmal braucht, um jemandem zu helfen wieder zurück auf den Pfad zu finden.

Vorweg möchte ich sagen, dass ich als diese Geschichte passiert ist, ganz frisch von einer Weiterbildung in Provokativer Therapie zurückgekommen war. (Danke liebe Noni Höfner und liebe Lotte für dieses wertvolle Werkzeug!!)

Ich habe an diesem Tag den ersten Wochenbett-Besuch bei dieser Familie mit ihrem ersten Kind

gemacht. Es war mein erster Termin an diesem Morgen und ich war erst noch am richtig wach werden. Die Türe geht auf und die junge Mama bricht umgehend in Tränen aus als sie mich sieht. (und nein, auch nach vielen Jahren mit reichlich Tränen, lässt mich das nicht kalt)

Na, da fängt der Tag schon gleich mit einer kalten Dusche an.

Wir gehen also gemeinsam hinein und ich frage schon auf dem Weg, was los ist. Das Paar berichtet mir daraufhin, dass die Brustwarzen der jungen Mutter nach zwei Tagen Stillen schon so wund, blutig und schmerzhaft waren, dass sie es nicht aushalten konnte und abgestillt hat. Leider hatte sich danach eine Krankenschwester im Krankenhaus so geäußert, dass man als Mutter auch mal die Zähne zusammenbeißen müsse, wenn es ums Wohl des Kindes geht.

Für mich war offensichtlich, dass diese liebenswerte junge Frau nun ein furchtbar schlechtes Gewissen wegen des Abstillens hatte und das Gefühl, eine Rabenmutter zu sein, mit sich herumtrug.

Da ich nun ganz frisch von der oben genannten Fortbildung kam, habe ich beschlossen provokativ mit ihr zu arbeiten. Ich sagte in meinem trockensten Tonfall zu ihr: „Na, das finde ich ja das Allerletzte von Dir. Ich hätte mindestens erwartet, dass Du stillst bis Deine Brustwarzen abgefallen sind. Jetzt bist Du

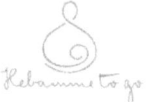

definitiv keine Kandidatin mehr für den diesjährigen Mutter-Orden. Dafür muss man sich immer und überall für seine Kinder aufopfern bis Blut fließt und jeglichen Gedanken an eigene Bedürfnisse radikal ausmerzen!!"

Im ersten Moment haben die beiden mich angeschaut als sei ich vom Mars und dann hat sich die komplette Anspannung in einem riesigen Lachanfall ihren Weg gebahnt.

Das war alles....es hat ganze zwei Minuten gebraucht, um diesen Blödsinn von Aufopferung und Schuldgefühlen los zu werden.

Leider begegnet mir dieser Umstand sehr häufig in meiner Arbeit, sowohl als Hebamme, als auch als Coach. Menschen werden von außen beurteilt und bewertet. Sie werden ganz schnell in Kategorien wie richtig-falsch, schuldig-unschuldig, normal-unnormal gesteckt. Mütter, die ihre Kinder über alles lieben und sterben würden für diese Kinder, werden als Rabenmütter abgekanzelt. Das ist so unendlich traurig und dabei auch noch so unnötig.

Ich bin kein Bibel-Fan, aber schon dort steht geschrieben: „Was siehst Du aber den Splitter in deines Bruders Auge und wirst nicht gewahr des Balken in deinem Auge?" Matthäus 7:3

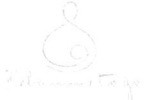

Ich persönlich habe noch keine Mutter getroffen, die nicht wollte, dass es ihrem Baby gut geht. Ich habe manchmal Mütter getroffen, denen vielleicht Erfahrung und Fähigkeiten gefehlt haben, um alles richtig zu machen. Ich habe Mütter getroffen, die eine psychische Erkrankung hatten und sich deshalb nicht ausreichend um ihr Baby kümmern konnten. Ich habe Mütter getroffen, die drogensüchtig oder alkoholabhängig waren (nein, ich begrüße das für alle Beteiligten auch nicht); aber alle hatten ihre eigene Geschichte und alle hatten ihr Baby lieb und wollten das Beste für dieses Kind, auch wenn sie möglicherweise nicht in der Lage waren, ihrem Kind auch tatsächlich das Beste zu bieten.

„Verurteile einen Menschen nicht, wenn Du nicht ein Jahr in seinen Schuhen gelaufen bist."

–indianisches Sprichwort-

Ich wünsche mir von unserer aufgeklärten und fortschrittlichen Gesellschaft, dass alle Menschen ehrliche Unterstützung bekommen, anstatt ihnen das Leben noch schwerer zu machen, indem man sie bewertet und verurteilt. Im Großen wie im Kleinen.

Ich möchte Dir mitgeben, dass Du Dich frei machst von den Kommentaren und Sichtweisen anderer Menschen. Nur Du selbst weißt, wie es in Dir aussieht

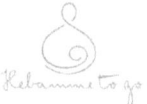

und wie sehr Du Dein Baby und Deine Familie liebst oder wozu Du bereit bist, um sie zu schützen. Es geht nicht darum berechtigte Kritik oder hilfreiche Empfehlungen stur von sich zu weisen, sondern darum sich einen Filter zuzulegen und zu entscheiden, was wir annehmen wollen und was Blödsinn ist.

Die drei Siebe des Sokrates: „Ist es wahr? Ist es gut? Ist es wichtig und notwendig?"

Jeder Mensch hat Stärken und Schwächen. Wenn wir also in einem Bereich nicht so präsent sein können oder wollen, dann investieren wir mehr in einen anderen. Finde Deinen eigenen Weg, folge Deinem Herzen, Du kannst es sowieso nur auf Deine ganz eigene Weise tun.

KAPITEL 24: GEHT NICHT, GIBT´S NICHT

„Wenn Dir jemand sagt, etwas sei nicht möglich, ist es eine Reflektion seiner Grenzen, nicht Deiner."

—unbekannt-

Ich habe ein junges Paar im Wochenbett betreut, das ihr erstes Kind bekommen hatte. Der erste Termin

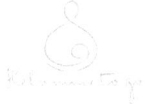

fand ohne das Baby statt, weil das Kind noch in der Kinderklinik war. Ich kannte das Paar bis zu diesem ersten Termin noch nicht und hatte nur einmal kurz mit der jungen Mutter telefoniert.

Es war ein Abendtermin im Winter, es war also schon dunkel. Ich realisierte bei der Suche nach der Hausnummer, dass diese Familie nicht im romantischsten Viertel wohnte und machte mir eine geistige Notiz, dass ich zukünftig meine Termine dort bis spätestens 16 Uhr planen würde. (Obwohl ich als Hebamme auch an manch´ düsterem Ort gelandet bin und wirklich auch mit einigen Herausforderungen konfrontiert wurde, bin ich doch bis zum heutigen Tag immer freundlich und gut empfangen worden.)

Nachdem ich mein Auto abgestellt hatte, habe ich mich auf die Suche nach der Wohnung gemacht. Ich habe noch nie ein dermaßen verschachteltes Haus gesehen. Es war dunkel, es war ungemütlich und ich wollte endlich ankommen. Eine Nachbarin war die Erlösung und führte mich zur richtigen Haustüre.

Ich war sehr erleichtert, endlich am Ziel zu sein. Als sich die Türe endlich öffnete, bot sich mir folgender Anblick. Ein junger Mann mit einem gelähmten Arm und eine junge Frau mit zwei fehlgebildeten Armen. Ein Arm hatte nur einen halben Oberarm, der andere Arm hatte eine fehlgebildete Hand mit nur einem Daumen.

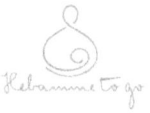

OK! Darauf war ich definitiv nicht vorbereitet.

Alle Welt denkt ja immer, dass Hebammen nichts aus der Ruhe bringen kann, dass wir quasi die wandelnde Gelassenheit auf zwei Beinen sind, aber ganz so easy ist es dann doch nicht immer. Es drängte sich mir sofort die Frage auf, wie diese beiden reizenden, aber eingeschränkten Menschen ein Baby versorgen sollten....mit insgesamt nur einem vollständig funktionstüchtigen Arm. (Ja, ich falle auch immer mal wieder in die Vorurteile-Falle)

Ich machte also erstmal eine Anamnese und meine Hebammen-Kontrollen, um mich dann langsam meiner brennendsten Frage anzunähern. Auf die Frage, ob sie sich denn in der Lage sähen, ihr Baby alleine und ohne Hilfe zu versorgen, schauten mich die beiden an, als hätte ich nicht alle Tassen im Schrank. Natürlich fühlten sie sich in der Lage dazu. Immer positiv denken: „Na, das ist jedenfalls mal die beste Voraussetzung, dass es funktionieren kann. Offensichtlich bestreiten sie ja auch ihr restliches Leben ziemlich gut alleine!"

Beim nächsten Termin war das Baby immer noch in der Klinik, das Wochenbett der jungen Frau verlief erfreulich. Was mich bei diesem Termin fasziniert und baff gemacht hat, war, dass der junge Mann gerade dabei war, ganz alleine, ohne Hilfe, ein neues Doppelbett aufzubauen - Ja, ganz recht, mit nur einem

Arm. (Ich kann das nicht mal mit zwei Armen in der doppelten Zeit!) Das hat bei mir die letzten Zweifel ausgeräumt.

Als ich dann beim dritten Termin die junge Mama in Aktion mit dem kleinen Schatz gesehen habe, ist mir vor Staunen der Mund offen stehen geblieben. Ich habe gesehen, wie sie eine Schleife an der Hose der Kleinen gebunden hat, und ich könnte nicht mal sagen, wie genau sie das eigentlich gemacht hat. Unglaublich wie viele Strategien, Kompetenzen und Ressourcen sich diese Frau angeeignet und zu Nutze gemacht hat, um ihren Alltag zu meistern. Der Mensch ist ein Meisterwerk, wenn es um Lernen und Anpassung geht.

Diese beiden jungen Leute haben meinen Blick auf Fähigkeiten praktisch revolutioniert. Es gibt nicht nur einen Weg Dinge zu tun, sondern viele. Die Schöpfung hat uns mit Kreativität und Ideenreichtum ausgestattet, um Lösungen zu finden. Jeder Mensch hat Stärken und Schwächen und manche Menschen schaffen es sogar, aus ihrer größten Schwäche heraus eine unglaubliche Stärke zu entwickeln. Das ist bewundernswert und inspirierend zugleich. Diese Menschen sind tolle Vorbilder, wenn man es schafft, an seinen eigenen Vorurteilen vorbei zu kommen.

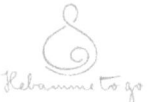

Hab´ Vertrauen in Deine Fähigkeiten und mach´ die Dinge auf Deine ganz eigene Art und Weise. Verwandle Deine Schwächen in Stärken; wenn das nicht möglich ist, dann nimm` Deine Schwächen an und fokussiere Dich auf Deine Stärken. Wenn Du Hilfe braucht, dann bitte darum. Dies ist kein Ausdruck von Schwäche, sondern von Souveränität.

Geh Deinen Weg mit der Bereitschaft, immer etwas Neues zu lernen und Deinen Blickwinkel zu verändern. Sei Deinem Kind ein Vorbild und hab Spaß daran!

„Life begins at the end of your comfort zone."

KAPITEL 25: RECHTSANWÄLTIN DES KINDES

„Ehe man eigene Kinder hat, hat man nicht die leiseste Vorstellung davon, welches Ausmaß die eigene Stärke, Liebe oder Erschöpfung annehmen kann."

–Peter Gallagher-

Zu meiner Zeit als Hebammenschülerin an der Uni-Klinik, war es so, dass bei einem Kaiserschnitt, der nicht notfallmäßig gemacht werden musste, wir als Schülerinnen die Frauen in den OP begleitet haben und während der Anästhesie-Anlage die kindlichen

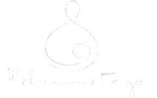

Herztöne mittels CTG überwacht haben. Wir haben die Hebamme gerufen, wenn entweder eine Auffälligkeit der Herztöne auftrat oder die Frau bereit war für den Kaiserschnitt.

Das hört sich einfach an, allerdings waren wir den Anästhesisten oft im Weg oder die Wunschposition des Anästhesisten hat sich als äußerst schwierig erwiesen, um die kindlichen Herztöne gut abzuleiten. Im Ergebnis hat das sehr häufig zu Diskussionen geführt, weil jeder von uns seine wichtige Arbeit möglichst gut machen wollte.

Als Schülerin an der Uni-Klinik steht man in der Hierarchie ganz unten. In dem Fall mussten wir es der Hebamme UND dem Anästhesisten Recht machen, was manchmal schier unmöglich war (mal abgesehen davon, dass ich auch immer ein möglichst harmonisches Geburtserleben für die Frau kreieren wollte). Am schwierigsten war die Situation mit unserem Chef-Anästhesisten, der fachlich unglaublich kompetent war, aber menschlich schwierig (um es mal diplomatisch auszudrücken). Nicht selten ist eine Schülerin Tränen überströmt aus dem OP zurückgekehrt, nachdem sie mit dem Chef-Anästhesisten aneinander geraten war.

Eines schönen Tages also habe ich eine Frau zum Kaiserschnitt begleitet und Du wirst es schon erahnen, mein Freund der Chef-Anästhesist hat die PDA gelegt.

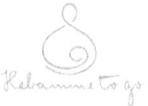

Juhuu! Mein Adrenalin erreichte schon nach kurzer Zeit himmlische Sphären.

Es kam, wie es kommen musste: Nach nur wenigen Minuten haben wir hitzig diskutiert, ob die optimale Lagerung der Frau oder die Ableitung der kindlichen Herztöne Vorrang haben. In diesem Fall waren die Herztöne wirklich wichtig, weil der Kaiserschnitt auf Grund eines Geburtsstillstandes und sich verändernden Herztönen gemacht werden sollte. Ich weiß noch, dass ich gedacht habe: „Augen zu und durch und bloß nichts anmerken lassen!"

Im Zweifelsfall kann ich sehr gut sein in passivem Widerstand und einfach mein Ding weiter durchziehen, aber meine Frustration, meine Wut und mein Ärger wurden immer größer. Ich wollte doch einfach nur meine Arbeit machen und auf dieses Kind aufpassen, dass in diesem Moment meiner Obhut anvertraut war. „Wieso kann dieser Mensch das nicht verstehen?" Ich fand es unerträglich, dafür auch noch eins aufs Dach zu bekommen und als Hebammenschülerin immer am kürzeren Hebel zu sitzen.

Wir haben es dann irgendwie hinbekommen und ich war froh und erleichtert, als wir endlich in den OP-Saal zum Kaiserschnitt fahren konnten.

Nachdem das Kindchen endlich gesund und munter da war, wollte ich nur noch so schnell wie möglich raus aus dem OP. Allerdings war es so, dass die Hebamme

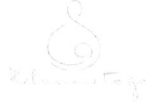

Papa und Kind in den Kreißsaal begleitet hat und ich als Schülerin noch die Kindereinheit putzen, vorbereiten und versorgen musste. Wenigstens war das in einem Vorraum und ich hatte meinen Frieden, dachte ich zumindest. Kaum dass ich angefangen hatte, bemerkte ich dass jemand hinter mir stand und mich beobachtete. „Oh nein, was hab ich denn jetzt schon wieder gemacht? Nimmt das denn heute gar kein Ende in diesem verflixten OP…."

Ich drehte mich widerwillig um und „Oh Schreck!!! Der Chef-Anästhesist…."Gut´ Nacht um Acht, das verheißt ganz bestimmt nichts Gutes!"

…und dann kam es ganz anders als ich dachte! Die folgende Situation habe ich in all den Jahren, die seither vergangen sind, nicht vergessen und die Worte dieses Mannes haben mich sehr berührt und tatsächlich Spuren in meinem Herzen hinterlassen.

Er lächelte mich an („Oh Gott, das ist ja gruselig!") und erklärte mir: „Passen Sie mal auf junge Frau! Sie sind hier oben im OP die einzige Anwältin des Kindes. Wenn Sie nicht für das Kind sorgen, dann tut es keiner. Das ist Ihre Aufgabe, vergessen Sie das niemals! Egal wie anstrengend, nervig und ätzend es vielleicht manchmal sein mag, das Kind braucht Sie. Lassen Sie sich niemals von irgendjemandem davon abbringen, auch nicht von mir!"

Daraufhin drehte er sich um und lief davon. Wow!

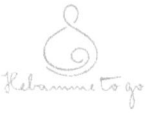

Babys und kleine Kinder können nicht für sich selbst sorgen, auf sich selbst aufpassen, Entscheidungen treffen etc. Sie brauchen uns Erwachsene, die sie beschützen, schlechte Einflüsse von ihnen fernhalten, ihnen helfen, sie versorgen, sie hegen und pflegen, sie lieben und ihnen all das zukommen lassen, was sie brauchen.

Das ist Deine Aufgabe für Deine Kinder!! Du musst der Anwalt/ die Anwältin für Dein Kind sein!! Wenn Du es nicht tust, dann tut es keiner!!

Wenn ich darüber nachdenke, bei wie vielen Gelegenheiten mir irgendjemand eine Wahrheit über eines meiner Kinder verkaufen wollte, manchmal absoluten Blödsinn, da kriege ich direkt Gänsehaut.

Lass Dir niemals von irgendjemandem die Kompetenz in Bezug auf Dein eigenes Kind absprechen! Eltern sind dem Kind am nächsten und entwickeln ein sehr gutes Gespür und eine gute Intuition für Ihr Kind. Gehe den Weg Deines Herzens zusammen mit Deinem Kind. Lausche auf Deine innere Stimme, auf die Weisheit, die in Dir wohnt und die Dir den Weg weist. Such Dir Hilfe und Unterstützung, wenn es notwendig ist. Hol Dir eine Zweitmeinung ein, wenn Dir etwas seltsam erscheint.

Tue, was auch immer notwendig ist, um Deinem Kind die bestmöglichen Voraussetzungen zu erschaffen. Nicht mehr und nicht weniger liegt in Deiner

Verantwortung. (Nein, es ist ganz bestimmt nicht immer einfach, aber man lernt jedes Mal etwas dazu.)

„Zwei Dinge sollen Kinder von Ihren Eltern bekommen: Wurzeln und Flügel."

–Johann Wolfgang von Goethe-

KAPITEL 26: AUS EIGENER KRAFT

„Wenn Du die Möglichkeit hättest, Dein Schicksal zu ändern, würdest Du es tun?

-Walt Disney-

Eines schönen Tages ruft mich ein frisch gebackener, junger Papa an und bittet mich, seine Freundin und sein Kind im Wochenbett zu betreuen. Das Kind war bereits geboren und die Entlassung aus dem Krankenhaus stand für den nächsten Tag an. (Bitte kümmert Euch so früh wie möglich um eine Wochenbett-Hebamme!!! Ich habe Frauen, die rufen mich nach dem positiven Schwangerschaftstest an!!!) Ich war zu diesem Zeitpunkt heillos überfüllt und versuchte, den jungen Mann freundlich, aber bestimmt abzuwimmeln. Er war sehr beständig. Er erklärte mir, dass sie schon für meine Kurse zu spät dran gewesen

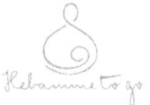

waren und dass sie sicher nicht ohne Hebamme bestehen könnten, weil seine Freundin noch sehr jung sei und massive Stillprobleme habe.

Ich war noch nie besonders gut im Nein-Sagen (habe aber die letzten Jahre aus reinem Überlebenstrieb dazugelernt!) und willigte ein.

Als ich meinen ersten Termin mit diesem jungen Paar hatte, bekam ich erstmal einen Dämpfer. Ich stellte mein Auto ab und realisierte, dass es sich nicht eben um die erste Adresse am Platz handelte. Nun gut, als Hebamme bekommt man einiges zu sehen, wovon man nicht einmal geträumt hätte. Nach einem tiefen Atemzug betrat ich das Haus und mich traf fast der Schlag. Ich weiß gar nicht, ob ich das überhaupt beschreiben kann. Obwohl am helllichten Tag bei Sonnenschein, war es in dem Haus und in der Wohnung dämmrig bis dunkel. Es war ein riesen Chaos. Müll und altes Inventar stand in der Gegend herum, zum Teil musste ich über Dinge hinweg steigen. Es roch extrem unappetitlich und ich entdeckte Hinterlassenschaften von Haustieren. Igitt!!! Jetzt rate mal, welches das erste Wort ist, dass einem als Hebamme in so einem Moment in den Kopf springt (und zwar unaufgefordert)…Yep, „Jugendamt".

Aber immer eins nach dem anderen. Man sollte nicht vorschnell urteilen, ohne den Menschen wenigstens

eine Chance gegeben zu haben, sich zu dem Thema zu äußern.

Ich schaffte es also bis zu meiner jungen Familie vorzudringen, die noch im Haushalt der Eltern der frisch gebackenen Mama wohnten. Dort bot sich mir ein ganz anderes Bild. Die junge Frau hielt in ihrem Mini-Zimmer so gut es ging Ordnung. Das junge Paar war so reizend im Umgang miteinander, das einem einfach das Herz aufgehen musste, wenn man sie miteinander gesehen hat. Liebe kann sehr unterschiedliche Gesichter haben, dieses war ein helles und ausdrucksstarkes. Mit ihrem kleinen Töchterlein gingen sie ebenso liebevoll und zärtlich um, wie miteinander.

Wir besprachen zuerst einmal die Wochenbett- und Stillsituation. Die junge Frau war mit einer beidseitigen Brustentzündung, Antibiotika und einer Milchpumpe nach Hause gekommen. Aktuell stillte sie nicht, sondern fütterte das Baby mit der Flasche, was einen großen Zeitaufwand bedeutete und die Mama unglücklich machte. Wir einigten uns also auf Stillen, damit Mutter und Kind stillen üben konnten und bei Bedarf nach dem Stillen abpumpen, weil die Milchproduktion noch sehr überschwänglich war und die Brüste wegen der Entzündung entleert werden mussten. Das war für den Moment zwar noch aufwendiger, würde aber mittelfristig dazu führen, dass die junge Frau ihr Kind ausschließlich stillen könnte.

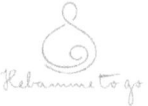

Nachdem das geklärt war, stand nun also noch die Diskussion über die unerträglichen Lebensumstände an. Dieses junge Paar überraschte mich doch glatt schon wieder. Sie stimmten mir voll zu, was die aktuellen wohnlichen Verhältnisse anging. Sie hatten auch schon eine neue Wohnung gefunden, die sie einen Monat später beziehen konnten. Uff, da war ich sehr erleichtert, obwohl ich mich ehrlich gesagt fragte, ob man mit so einer Prägung in der Lage ist, ohne Hilfe von außen, einen ordentlichen Haushalt zu führen.

Bei den nächsten Besuchen zeigte sich, dass die junge Frau unser Stillmanagement sehr diszipliniert und ohne ein Wort der Klage durchgezogen hatte und nach zwei Wochen, sowohl heile Brüste, als auch ein voll gestilltes Kind vorweisen konnte. Ich war sehr beeindruckt vom starken Willen dieser 19 jährigen jungen Frau.

Wir freuten uns schon gemeinsam auf die neue Wohnung und ich konnte glücklicherweise noch einige Dinge für den neuen Haushalt sammeln

Die Wochen nach dem Umzug hatte ich immer einen Blick auf diese junge Familie und habe mich regelmäßig vergewissert, dass alles gut läuft und der Haushalt in akzeptablem Zustand war. Und das war er. Dieses junge Paar machte seine Sache ganz wunderbar. Ich war so stolz darauf, dass sie ihren

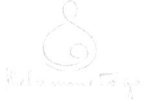

Weg gemeinsam aus eigener Kraft so souverän gehen konnten.

Abschließend möchte ich noch erzählen, dass die junge Frau nach drei oder vier Monaten zwei Mal pro Woche zu mir in den Rückbildungskurs und in die Babymassage gekommen ist. Da sie kein Auto hatten, ist sie im Winter mit dem Kinderwagen gekommen. Sie hatte pro Weg ungefähr 30 Minuten. Sie war immer die erste, sie ist nie zu spät gekommen, sie hat nicht eine Stunde verpasst. Ich habe von ihr in all der Zeit, die ich sie betreut habe, keine einzige Ausrede für irgendetwas gehört. Chapeau!

Dieses junge Paar hat mich spüren lassen, dass wir alles erreichen können, wenn wir eine Vision haben und inspiriert sind. „Think bigger!"

Nicht unsere Herkunft spricht für uns, sondern unsere Taten. Es braucht Mut, Disziplin, einen starken Willen und die Bereitschaft die Dinge in die eigene Hand zu nehmen.

Was willst Du in Deinem Leben erreichen? Wie willst Du mit Deiner Familie leben? Was möchtest Du Deinen Kindern mitgeben? Was bist Du bereit zu tun? Bleibst Du in Deiner Komfort-Zone oder traust Du Dich

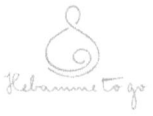

aus dieser hinauszutreten? Was ist Dein Geschenk an die Welt? Bist Du bereit, Deine Ausreden zu begraben und Deinem inneren Schweinehund einen neuen Job zu geben?

„Es gibt Menschen, die sagen, dass man sein Schicksal nicht verändern kann, dass die Fügung ihren Weg vorschreibt. Aber ich weiß es besser. Das Schicksal liegt in unserer Hand, man muss nur mutig genug sein, es zu erkennen!"

Merida - aus Merida, Legende der Highlands

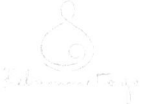

Liebe Leserin, lieber Leser, jetzt sind wir am Ende unserer gemeinsamen Reise angelangt. Ich hoffe, Du hast eine gute Zeit beim Lesen meines Buches verbracht.

Ich möchte Dich von Herzen dazu einladen, alles aus diesem Buch mitzunehmen, was für Dich Sinn ergibt, Dich berührt, Dir Mut macht oder Deine Perspektive erweitert. Ich möchte Dich aber ebenfalls auffordern, alles, was nicht in Deine Welt passt, für Dich nicht nachvollziehbar ist oder Dir Mühe bereitet, einfach hier zu lassen.

Menschen sind so unterschiedlich und jeder hat seine eigenen Bedürfnisse. Ich habe nicht den Anspruch, die Wahrheit für alle zu kennen. Fühl Dich frei, Deine Welt so mit meinen Erfahrungen zu bereichern, dass es sich für Dich gut und richtig anfühlt.

Ich wünsche Dir und Deiner Familie von Herzen alles Gute für Deinen weiteren Weg!

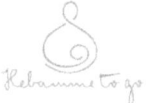

Wow, es ist vollbracht und das fühlt sich wirklich toll an. Ein Buch schreibt man nicht einfach so. Viele haben mich auf meinem Weg begleitet und ermutigt.

Ich möchte mich von Herzen bei meinem Mann Christian Semlitsch bedanken. Ohne Dich gäbe es dieses Buch nicht. Danke, dass Du immer, immer, immer an mich glaubst und mein Potential siehst. Danke, dass Du mich stetig dazu einlädst, meine Komfort-Zone zu erweitern und über mich hinauszuwachsen.

Meinen Kindern Joel und Marlen danke ich für all die wunderbaren Erfahrungen, die ich mit ihnen teilen darf. Ihr macht meine Welt so bunt, reich und voller Liebe.

Meiner Großmutter Rosina Paul und meinen Eltern Marianne und Georges Paul-Glowacki für Eure Liebe, eine gute Erziehung und Werte. Ich kann gar nicht sagen, wie oft im Leben mir das geholfen hat.

Meiner kleinen, großen Schwester Marie-Chantal Glowacki, die mich so lange beschützt hat, bis ich selbst für mich einstehen konnten und auf die ich mich immer verlassen kann, wenn in meinem Leben irgendetwas nicht rund läuft.

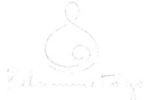

Von Herzen ein Dankeschön meiner Freundin Christine Rietschle. Du hältst seit 25 Jahren immer zu mir, egal, was für eine verrückte Idee ich jetzt schon wieder ausgeheckt habe. Du bist die beste Freundin, die man sich wünschen kann.

Meiner Freundin Christine Meister - seit dem Latein-Unterricht vor vielen, vielen Jahren sind wir Verbündete - von Herzen Dankeschön, dass Du der Rechtschreibung und der Grammatik auf den Leib gerückt bist.

Allen Familien, die ich über die letzten 20 Jahre begleiten durfte, möchte ich danken für das Vertrauen, das Ihr in mich hattet. Ich danke Euch von Herzen, dass ich mit Euch lachen und weinen durfte. Ich danke Euch für all die wunderbaren Erfahrungen und unvergesslichen Momente, die wir geteilt haben. Ihr alle habt einen Platz in meinem Herzen gefunden.

Allen meinen wunderbaren Hebammen-Kolleginnen dafür, dass ich von Euch lernen durfte, dass Ihr mich unterstützt habt, dass Ihr mir Halt gegeben habt, wenn es notwendig war.

Ich fühle mich sehr reich beschenkt vom Leben dank Euch!